Rainer Clapier

# Verschmelzen in Liebe

Titelbild: Ursula Dierolf

Durch die künstlerische Ausdruckskraft von Farben und Formen werden Inhalte, Botschaften und Gefühle vermittelt, die uns unsere ganz persönliche Resonanz dazu aufzeigen.

Das Thema Liebe und Eros hat im Leben eine immerwährende Aktualität.

Die Natürlichkeit oder die Verdrängung unserer Sexualität, mit der uns die Schöpfung ausgestattet hat, spiegelt sich im Miteinander der Menschen und ist geprägt von den Normen der Zeit und ihrer Kultur.

In seiner reinen Form hat Sexualität göttliches Schöpferbewusstsein. Tantra ist der Weg zum Eintauchen in die absolute Liebe und lässt das Verbundensein mit der Urkraft des Lebens erfahren.

Möge auf diesem Planeten die Liebe in den Herzen der Menschen wachsen, und dadurch Frieden und Freiheit Beständigkeit bekommen.

Internet: www.ursamen.de

Buchumschlag: Nicole Wünschmann

Staatlich geprüfte Grafik-Designerin: www.wuenschmann.eu



Druck: Druckerei Pohland Augsburg

1. Auflage März 2012

ISBN 978-3-00-037418-0

Internet: www.DieSpracheUnsererHerzen.de

Rainer Clapier

# Verschmelzen
# in Liebe

## Der Schlüssel
## für ein erfülltes Liebesleben und
## eine harmonische Partnerschaft

Von Herzen Danke

Von Herzen Danke, meiner wunderbaren Partnerin Karin, die diesen Weg gefunden hat und ihn nun so liebevoll mit mir geht

Von Herzen Danke, allen unseren Lehrern, die uns diesen Weg gelehrt haben

Von Herzen Danke, allen unseren Schülern, die uns auf diesem Weg begleiten

Von Herzen Danke, allen Menschen, die auf diesem Weg Frieden und Heilung kreieren

Von Herzen Danke

Rainer

## Gewidmet

meiner liebevollen Frau Karin für ihre fantastische Unterstützung bei der Entstehung dieses Buches

## Gewidmet

unseren Ahnen und Familien, insbesondere meinem Bruder Jürgen, der am Tage der Fertigstellung dieses Buches seinen Körper verlassen hat. Möge Heilung geschehen

## Gewidmet

allen Menschen, die bereit sind, sich für die in diesem Buch beschriebene neue Form der Sexualität zu öffnen und auf diese Weise unserer Welt Heilung und Frieden zu schenken

# Inhaltsverzeichnis

## Vorwort von Karin Clapier

Sie halten ein ganz besonderes Buch in ihren Händen. Ich habe noch kein Buch zum Thema „Stille Liebe“ gelesen, das so spannend wie ein Roman und gleichzeitig auch tiefsinnig und gefühlvoll durch die verstärkenden gereimten Texte ist.
Meinem Mann ist es gelungen, durch die Kombination von Verstand und Gefühl, durch Roman und Poesie tiefe Gefühlsebenen anzusprechen. Allein durch das Lesen können Heilungsprozesse ausgelöst werden. Das ersetzt aber keinesfalls die Praxis. Etwas zu wissen oder tagtäglich zu leben macht einen riesigen Unterschied.

Ich war noch nie so „hautnah“ an der Entstehung eines Buches beteiligt. Ich habe miterlebt, welche „Geburt“ es manchmal war, die besten Reime, die auch einen Sinn ergeben, zu finden. Ich möchte sie aber nicht beeinflussen. Unsere Vorlieben sind so vielfältig wie Sterne am Himmel. Lesen sie selbst.

Dieses Buch erhebt weder den Anspruch auf die alleinige Wahrheit oder gibt irgendwelche Regeln vor. Wir haben das Rad nicht neu erfunden, sondern uns mit Hilfe vieler Lehrer wieder an unsere sexuelle Göttlichkeit erinnert. Es ist vielmehr eine Empfehlung auf Grund von uns täglich gelebten tantrischen und spirituellen Erfahrungen. Dabei sind wir immer der Weisheit unserer Herzen gefolgt.

Wir glauben, dass die Zeit für ein neues Verständnis der Sexualität, die uns zu unserer Quelle zurück führt, reif ist. Dabei erhalten alle, Singles und Paare, Frauen und Männer, Inspiration und Motivation, sich dafür zu öffnen. Gleichzeitig können sie mithelfen, neue Impulse und Hoffnungen in Bezug auf ein erfülltes und glückliches Liebesleben zu verbreiten.
Ein wichtiges Anliegen ist es uns mit diesem Buch, Lust auf langanhaltende Partnerschaften zu machen oder diese zu fördern. Des weiteren wollen wir damit helfen, liebevoll friedliche Familienatmosphären zu gestalten, denn in diesen kann sich jeder Einzelne sehr gut erkennen, heilen und entfalten.
Wenn wir unsere Basis, unsere sexuellen Wurzeln, würdigen und mit dem Herzen verbinden, wachsen uns Flügel ins Göttliche.

Ich möchte meinem Mann für seinen Mut danken, sich öffentlich und vollkommen natürlich mit diesem Thema zu beschäftigen.
Es ist seit zwanzig Jahren eine tiefe Freude und Bereicherung, mit dir unseren gemeinsamen Lebensweg zu gehen. Danke für deine Geduld und unendliche Liebe.

Ich wünsche ihnen allen viel Freude beim Lesen und Anwenden.

In Liebe Karin

Ralf ließ sich erschöpft neben Ivonne auf das Bett fallen und atmete tief aus.
Ivonne drehte sich zu ihm und fragte: „Kann ich mich noch etwas zu dir kuscheln?"
Er legte seinen Arm um ihre Schulter, sodass sie sich an ihn schmiegen konnte. „Ich liebe dich", sagte Ivonne zärtlich und küsste ihn auf die Wange.
„Ich dich auch", erwiderte er und gähnte.
„Bist du müde, mein Schatz?"
„Ja", antwortete Ralf. „Ich glaube, ich könnte jetzt etwas Schlaf gebrauchen."
Sie streichelte seinen Bauch und flüsterte: „Ich mag deinen nackten Körper." Dann fuhr sie mit ihrer Hand sanft seinen Oberschenkel entlang und nickte bestätigend. „Du fühlst dich so gut an, mein Schatz. Jeder Zentimeter ist ein Genuss!"
Nach einer kurzen Pause fügte sie lächelnd hinzu: „Manche Stellen ganz besonders!"
Ralf nahm ihre Hand und legte sie auf seine Brust.
„Was ist?", fragte sie.
„Nichts!"
„Warum hast du dann meine Hand weggenommen?"
Er schnaufte. „Ich möchte mich jetzt halt gerne etwas ausruhen!"
„Du musst doch auch nichts tun", erwiderte Ivonne. „Ich wollte ihn nur ein bisschen halten, sonst nichts!"
Ralf entgegnete ihr leicht genervt: „War es denn nicht gut? Man, ich habe extra langsam gemacht. Genau so wie du es magst!"
Ivonne reagierte jetzt ebenfalls lauter: „Ich spür dich halt hinterher ganz gerne noch etwas. Das hat nichts damit zu tun, wie es war!"

„Manchmal habe ich echt das Gefühl, dass ich es dir einfach nicht recht machen kann!“, rief Ralf gereizt. „Jetzt hatten wir fast eine Stunde Sex in allen möglichen Stellungen. Da darf man dann doch auch mal müde sein!“

Ivonne schaute ihn an und erwiderte den Tränen nahe: „Ich verstehe nicht, warum du so heftig reagierst! Es war wirklich alles wunderschön, aber ich kann halt nicht sofort abschalten, wenn der ganze Körper noch in Aufruhr ist! Deshalb wollte ich mich nur noch etwas an dich kuscheln. Das ist doch nichts Schlimmes, oder?“

„Natürlich ist das nichts Schlimmes!“ Ralf winkte ab. „Was soll's, lassen wir das. Komm leg dich halt her, wenn du das brauchst.“

„Nein, ich lass dir schon deine Ruhe“, antwortete sie traurig, „denn meine Nähe scheint ja für dich danach nicht mehr wichtig zu sein. Ich bin dummerweise davon ausgegangen, dass du das Gleiche für mich empfindest, wie ich für dich, weil du auch immer sagst, dass du mich so lieb hast!“

„Das hat damit überhaupt nichts zu tun!“, fiel ihr Ralf ins Wort. „Ich weiß nicht, was das soll! Ich finde nur, irgendwann könnte man mal zufrieden sein!“

Ivonne sprang aus dem Bett. „Jetzt reicht's! Ich bin zufrieden und ich hab dir schon ein paarmal gesagt, dass ich gar nichts mehr wollte. Es war echt total beglückend! Aber dieses Glücksgefühl ist nun auf Grund der blöden, sinnlosen Diskussion längst verschwunden.“ Mit Tränen in den Augen stürmte sie aus dem Zimmer, noch bevor Ralf etwas entgegnen konnte.

# Emotionen

Du fühlst dich hilflos, tief verletzt
verloren und verlassen
bist schwer enttäuscht, total entsetzt
und kannst es gar nicht fassen

Ja, Unverständnis macht sich breit
Verwirrung, viele Fragen
dazu verspürst du Übelkeit
und dir platzt fast der Kragen

Empfindest Ärger, Frust und Wut
schon wegen Kleinigkeiten
und meinst du musst, weil man das tut
selbst um dein Recht dich streiten

All das ist richtig, darf so sein
und ist auch nie vergebens
doch es betrifft nur dich allein
als Anteil deines Lebens

Kein anderer ist schuld daran
das solltest du bedenken
und deinen Fokus deshalb dann
zurück zur Liebe lenken

Am Nachmittag traf sich Ivonne mit ihrer Freundin Ramona, die vor kurzem frisch verliebt aus dem Urlaub zurückgekommen war. Die zwei Frauen fielen sich sofort in die Arme.

„Mensch Ramona, du siehst ja fantastisch aus!", rief Ivonne begeistert. „Braungebrannt, mit strahlendem Gesicht und um Jahre jünger!"

„Danke", erwiderte Ramona lachend. „Ich fühle mich auch absolut gut und bin unendlich glücklich. Das war der schönste Urlaub aller Zeiten, denn ich habe ja schließlich den Mann meines Lebens gefunden."

Ivonne hielt sie noch immer fest umschlungen und sagte aufgeregt: „Du musst mir alles erzählen! Ich bin so neugierig seit deinem kurzen Anruf gestern Abend!"

„Ja natürlich!" Ramona grinste und nahm Ivonnes Hand. „Komm wir setzen uns hier am See auf eine Bank."

„Jetzt fang doch schon an!", rief Ivonne, kaum dass sie auf der Bank Platz genommen hatten.

„Weißt du noch, wie ich dir nach meinem letzten Urlaub vor einem Jahr von dem tollen Mann erzählt habe?", begann Ramona.

„Erzählt ist gut!", antwortete Ivonne laut lachend. „Ich würde eher sagen, du hast wochenlang von ihm geschwärmt!"

„Jetzt schwärme ich noch mehr!", fuhr Ramona mit glänzenden Augen fort. „Er heißt Michael und ist ein ganz großer Schatz. Mit ihm ist alles unglaublich schön. Jede Minute, die wir zusammen verbringen, ist so kostbar und einzigartig."

Ivonne klatschte vor Aufregung in die Hände. „Ach, ich freue mich so sehr für dich. Das klingt richtig romantisch!"

„Das ist es auch! Stell dir vor, wir liebten uns das erste Mal bei

Vollmond auf einer kleinen einsamen Insel direkt am Meer!"

„Wahnsinn, das ist ja ein Traum!", rief Ivonne begeistert. Dann verfinsterte sich ihr Blick jedoch etwas und sie murmelte leise: „Bei Ralf und mir war das auch mal so. Doch wenn ich sehe, was jetzt daraus geworden ist!"

„Warum, was ist denn mit euch?" Ramona sah sie besorgt an.

„Ach, darüber will ich im Moment nicht sprechen", antwortete Ivonne. „Viel lieber möchte ich jetzt noch mehr von dir und deinem Schatz hören!"

„Gut", erwiderte Ramona. „Aber du weißt, dass ich für dich da bin, wenn du mich brauchst, ja?"

Ivonne nickte und drückte ihr dankbar die Hand.

„Also, wie du weißt, habe ich mich ja wieder mit der Clique vom letzten Jahr getroffen. Das alleine war schon gigantisch. Wir hatten jede Menge fantastischer Gespräche und unglaubliche Erlebnisse. Von all dem habe ich sehr viel gelernt."

„Was hast du denn gelernt?" Ivonne sah sie fragend an.

„Es ging hauptsächlich um das Thema, wie man sein Leben glücklich und zufrieden genießen kann. Dabei haben wir auf verschiedenste Weise erfahren, wie wichtig es ist, dass wir uns positiv ausrichten. Das fiel natürlich in einer so traumhaften Umgebung wie dieser Insel ziemlich leicht. Wir hatten also ein optimales Übungsfeld und deshalb machte es auch richtig Spaß."

„In welchen Bereichen ist es denn wichtig, sich positiv auszurichten?", hakte Ivonne nach.

„Überall und immer! Egal was du machst. Ob bei der Arbeit, in der Freizeit oder in der Beziehung. Mit einer positiven Grundeinstellung ist das Leben viel schöner und leichter!"

„Das geht ja auch sehr einfach, wenn man neu verliebt ist!“, warf Ivonne ein.
„Sicherlich ist es toll, wenn man so frisch verliebt ist!“, bestätigte Ramona. „Aber viel wichtiger ist, dass man sich zuerst einmal selbst liebt und zwar völlig unabhängig von einem Partner. Als ich das begriffen hatte, habe ich mich wirklich mit all dem, was mich ausmacht, angenommen. Ich habe es also am eigenen Leib erfahren. Glaube mir, es ist ein großartiges Gefühl, sich auf diese Weise zu betrachten. Ich lobe und ehre mich nun für alles was ich tue und freue mich, dass es mich gibt. Morgens vor dem Spiegel begrüße ich mich mit Achtung und Wohlwollen. Dabei bestätige ich mir immer wieder, dass ich so wie ich bin, richtig bin.“
„Das hört sich schon klasse an,“ sagte Ivonne beeindruckt. „Wenn ich mich nur auch so lieben könnte! Irgendwie habe ich ständig etwas an mir auszusetzen. Ich denke, es ist bestimmt wahnsinnig schwer, diese positive Einstellung zu sich selbst zu finden. Es gibt doch jede Menge Situationen im Alltag, bei denen man falsch reagiert und sich dann verurteilt.“
„Siehst du, genau das ist der springende Punkt“, fiel ihr Ramona ins Wort. „Warum verurteilen wir uns denn ständig? Wie wäre es, wenn wir stattdessen einfach mehr Verständnis für uns hätten? Du könntest dir doch in solchen Situationen zum Beispiel auch ganz ruhig eingestehen, dass du dich trotz dieser vermeintlich falschen Aktion achtest und dir verzeihst. Du hast dich einfach in diesem Moment so verhalten. Warum auch immer! Aber du bist trotzdem vollkommen in Ordnung und vor allem liebenswert! Achte und ehre dich und dein Dasein! Das ist absolut wichtig!“
„Aber wie soll das denn funktionieren, wenn man nicht einmal mehr

von seinem Partner richtig geliebt wird?"
Ramona sah ihr in die Augen. „Das ist der nächste Punkt! Wir erwarten von unseren Partnern, dass sie uns liebenswert finden und lehnen uns selbst nur ab. So geht das nicht! Wir müssen, wie ich es gerade schon gesagt habe, bei uns selbst beginnen. Nur durch unsere Liebe zu uns erschaffen wir die Möglichkeit, Liebe für andere zu empfinden und dadurch auch Liebe von anderen zu erfahren. Das was wir aussenden, erhalten wir zurück. Das ist ein kosmisches Gesetz, dem wir uns nicht entziehen können!"
Ivonne schaute sie etwas unsicher an. „Willst du damit sagen, dass es an mir liegt, wenn Ralf mich nicht mehr richtig liebt?"
„Hat er das gesagt?"
„So direkt nicht. Aber ich spüre es doch! Heute früh hat er mich sogar zurückgewiesen, als ich mich an ihn kuscheln wollte."
Ramona nahm Ivonne in die Arme und fragte sie: „Kann ich dir wirklich nicht helfen?"
Ivonne schüttelte wieder ihren Kopf. „Nein!"
„Was ist denn los mit euch?", hakte Ramona nochmals nach.
„Ich kann darüber einfach nicht reden, weil es doch um Sex geht!", antwortete Ivonne errötend.
„Ich verstehe", erwiderte Ramona, „mir ging es ja bis vor kurzem genauso. Das Thema Sexualität ist noch immer mit Scham, Schuld und Sünde belegt. Die Menschen reden über alles Mögliche. Doch wenn es an ihre eigene Sexualität geht, verstummen sie. Das ist echt verrückt! Dabei ist Sex eines unserer Grundbedürfnisse, wie Essen und Trinken!
Über Jahrtausende wurde uns eingeimpft, dass dieses Thema tabu ist. Stell dir doch einmal vor, du sitzt mit Freunden im

Restaurant und ihr unterhaltet euch lautstark über eure letzte Liebesnacht. Was glaubst du, wird passieren?“

„Na, die werden alle die Ohren spitzen“, antwortete Ivonne. „Aber natürlich nur so, dass es keiner merkt!“

„Einige werden das sicher tun“, betätigte Ramona, „aber die meisten werden sehr empört und entrüstet darüber sein, dass man öffentlich über so etwas redet, noch dazu beim Essen!“

„Ja, du hast recht!“ Ivonne lächelte etwas verlegen. „Das ist leider so! Für mich ist es echt auch noch eine große Hemmschwelle. Aber ich bin froh über dein Angebot und verspreche dir, dass ich das ändere. Ich komme sicherlich bald darauf zurück!“

Ramona drückte sie liebevoll. „Du musst mir nichts versprechen! Es ist vollkommen in Ordnung für mich. Melde dich einfach, wenn du möchtest, ja!“

Ivonne nickte und flüsterte: „Ich danke dir von ganzem Herzen!“

„Ich danke dir ebenfalls“, entgegnete Ramona mit einer kleinen Verneigung in Richtung Ivonne.

„Hab ich dir eigentlich schon erzählt, dass Michael auch Bücher schreibt?“, fragte Ramona, nachdem beide schon aufgestanden waren.

„Nein“, antwortete Ivonne, „davon weiß ich noch nichts. Über was schreibt er denn?“

„Über Themen, wie die, die wir heute hier angesprochen haben. Mir fiel das gerade ein, weil er in seinem letzten Buch auch einen Text zum Thema Sexualität und Restaurant veröffentlicht hat.“

# Öffentliche Sexualität

Beim letzten Restaurantbesuch
beschlossen wir anstatt verhalten
uns ungeniert als ein Versuch
zum Thema Sex zu unterhalten

Wir wollten damit einfach mal
mit ein paar Freunden ausprobieren
wie all die andern im Lokal
auf unsre Worte reagieren

Marie erzählte gleich entzückt
ich hab mich in der Mittagspause
heut mit dem Dildo selbst beglückt
und abends nochmals dann zuhause

Auch Elke meldete sich prompt
und schwärmte laut und deutlich weiter
ich seh oft Sternchen, wenn's mir kommt
und fühl mich hinterher befreiter

Fast augenblicklich war es still
und jeder konnte deutlich hören
wie Kai erklärte: Wenn man will
kann auch Oralverkehr betören

Am Nebentisch fiel einer Frau
vor Schreck der Löffel in die Suppe
Sie starrte völlig bleich und grau
total verstört auf unsre Gruppe

Doch ihr Begleiter rief voll Wut
wir sollten uns gewaltig schämen
denn es wär wirklich gar nicht gut
wie wir uns alle hier benähmen

Ein andrer schrie uns ins Gesicht
man sei vom Bösen wohl besessen
wenn man hier über so was spricht
und noch dazu direkt beim Essen

Entsetzt und ängstlich hielt im Nu
gleich eine Mutter mit den Händen
der Tochter beide Ohren zu
um Schaden von ihr abzuwenden

Genauso gab es, wie ich sah
auch Menschen, die sich so verhielten
als wärn wir überhaupt nicht da
wobei sie trotzdem nach uns schielten

Ein Mädchen fand's echt peinlich hier
und senkte ganz verschämt die Augen
um gleichfalls dann mit Lust und Gier
all unsre Worte aufzusaugen

Nur wenigen war's einerlei
dass wir so offen diskutierten
und manche hatten Spaß dabei
weil sich die andern alle zierten

Ja, es ist wirklich beispielslos
das ganze Drama zu erleben
wenn man zu diesem Thema bloss
will sich ganz frei und locker geben

Dabei ist es schon lange Zeit
mit Scham und Sünde abzuschließen
um mit Humor und Leichtigkeit
den Sex in Frieden zu genießen

Denn er gehört zu unserm Sein
als Grundbedürfnis hier und heute
ist ganz natürlich und sehr rein
und bringt uns Heilung, Kraft und Freude

Ralf saß am Computer, als Ivonne nach Hause kam. Er rief: „Hallo, Schatz“ und tippte dann eifrig weiter.
„Typisch!“, dachte Ivonne. „Der tut natürlich wieder so, als wäre überhaupt nichts gewesen. Alles ist wie immer völlig in Ordnung.“ Sie spürte, wie sie wütend wurde. Trotzdem setzte sie sich still auf die Couch.
Nach einiger Zeit rief Ralf: „Ist was?“
„Was soll denn sein?“, antwortete sie.
„Na, du bist so still!“
„Du bist ja auch nicht gesprächiger!“ Ivonne hatte jetzt Mühe, noch ruhig zu bleiben.
Ralf kam ins Wohnzimmer und setzte sich zu ihr. „Bist du noch sauer wegen heute morgen?“
„Nein!“, erwiderte Ivonne, „ich bin nicht sauer. Aber ich habe das Gefühl, dass wir miteinander reden sollten.“
„Worüber denn?“ Ralf sah sie verständnislos an. „Worüber sollten wir reden?“
„Findest du denn wirklich, dass alles in Ordnung ist?“, fragte Ivonne.
„Ja, warum denn nicht?“ Ralf zuckte mit den Schultern und wiederholte noch einmal: „Ich wüsste wirklich nicht, worüber wir reden sollten!“
„Und du bist mit unserem Sexualleben noch richtig zufrieden?“ Ivonne schaute ihn an.
„Ich schon, aber du wohl nicht mehr!“ antwortete Ralf genervt. „Was ist nur los mit dir? Was hast du auf einmal?“
„Findest du nicht, dass wir immer seltener miteinander schlafen?“, fragte Ivonne nervös.

Es fiel ihr sehr schwer, das Thema so direkt anzusprechen.
„Man, jetzt geht das schon wieder los!“ Ralf sprang auf. „Ich scheine es dir wohl nicht mehr recht machen zu können! Das ist doch normal, dass es mit der Zeit weniger wird! Frag doch deine Freundinnen! Glaubst du, die haben öfter Sex, wenn sie bereits über zehn Jahre in einer Beziehung sind?“
Ralf lief aufgeregt im Zimmer auf und ab. „Ich finde das echt unmöglich von dir!“
Ivonne versuchte ihn zu beruhigen. „Das ist doch kein Vorwurf, dass du etwas falsch machst!“
Plötzlich liefen Tränen über ihr Gesicht. „Komm Ralf,“ flehte sie, „jetzt sei doch nicht gleich so zornig! Lass uns bitte in Ruhe darüber reden.“
„Du stellst mich hier so hin, als ob ich es im Bett nicht mehr bringe und meine Frau nicht mehr befriedigen kann und ich soll dabei ruhig bleiben!“ Ralf schnaufte.
„Ach, das ist doch nicht wahr“, rief Ivonne heulend. „Mein Gott, was du jetzt daraus machst! Ich habe lediglich gesagt, dass wir meiner Meinung nach immer weniger Sex haben. Das betrifft doch uns beide!“
Sie schluchzte: „Komm lass einfach! Ist schon gut! Ich bin ja still!“
Ralf legte seinen Arm um sie und sagte beruhigend: „Jetzt hör auf zu weinen. Ich habe mich halt aufgeregt, weil ich das Gefühl hatte, du wirfst mir vor, dass ich ein schlechter Liebhaber bin. Dabei mache ich alles Mögliche für dich, damit es dir gefällt! Ich weiß doch auch nicht, warum wir nicht mehr so oft miteinander schlafen. Ich denke, das ist halt nach so vielen Jahren normal.“
„Ja, sicherlich!“ Ivonne nickte resigniert. „Ist schon gut!“

„Ehrlich?“ Ralf sah sie fragend an.
„Ja, ehrlich!“, wiederholte Ivonne.
Dann gab sie ihm einen Kuss auf die Wange und sagte: „Komm, lass uns das Abendessen vorbereiten.“
In dieser Nacht machte Ivonne kein Auge zu.

## Schlaflose Nächte

Schlaflose Nächte erscheinen fast immer
unendlich hart und erbarmungslos lang
du liegst hellwach im stockfinsteren Zimmer
und spürst nur Anspannung, Mühsal und Zwang

Tausende völlig enthemmte Gedanken
treiben ihr wildes und boshaftes Spiel
lassen dich stundenlang hadern und zanken
haben dabei nur das Chaos als Ziel

Nichts kann dir helfen, so glaubst du betroffen
und drehst dich ruhelos hin und auch her
gleichzeitig fragst du dich: Darf ich noch hoffen
geht es auch anders, als ständig nur schwer

Ja, ruf ich lautstark, du hast mein Versprechen
es gibt für dich einen weiteren Weg
den ich dir, willst du den Bann endlich brechen
ganz unverbindlich ans Herz hier jetzt leg

Stoppe das Kämpfen, fang an zu genießen
gebe dich einfach vertrauensvoll hin
lass goldnes Licht und die Liebe einfließen
seh die Erfahrung bewusst als Gewinn

Mit diesen positiv guten Gedanken
schläfst du dann bald schon sehr friedfertig ein
kannst neue Kraft und viel Zuversicht tanken
für ein nun sonnendurchflutetes Sein

Wenn wir uns nämlich, das möcht ich betonen
wirklich, egal was wir tun, jederzeit
nur mit den schönsten Gefühlen belohnen
leben wir glücklich, erfüllt und befreit

Na, wie war dein Wochenende?", fragte Petra am nächsten Morgen, als Ivonne zur Arbeit kam. Petra war Ivonnes Lieblingskollegin. Mit ihr konnte sie über alles reden. Deshalb berichtete sie ihr auch gleich von den Problemen mit Ralf.

„Weißt du", beendete sie ihre Erzählung, „ich verstehe einfach nicht, warum sich das mit den Jahren ändern soll. Ist es denn bei euch auch so, dass ihr inzwischen weniger miteinander schlaft, als am Anfang?"

„Ja, auf jeden Fall!", bestätigte Petra. „Aber bei uns ist es so, dass ich eigentlich immer weniger Lust dazu habe und mein Mann sich deshalb öfters beschwert. Also im Grunde genau das Gegenteil von dem, was du erlebst."

„Du meinst also, das ist normal?", fragte Ivonne irritiert.

„Was weiß ich!" Petra zuckte mit den Schultern. „Bei mir fehlt halt irgendwie das Verlangen. Früher habe ich eine Anziehung gespürt. Ich konnte immerzu mit Dieter schlafen. Doch inzwischen habe ich das Gefühl, dass mir diese sexuelle Anziehung verlorengegangen ist. Der Sex gibt mir einfach nicht mehr viel. Ist doch ständig das Gleiche. Wenn ich ganz ehrlich bin, empfinde ich es oftmals als langweilig und zuweilen fast schon abstoßend. Aber das erzähl ich nur dir! Das muss unbedingt unter uns bleiben!"

„Ja, selbstverständlich!", erklärte Ivonne sofort. „Das ist doch klar! Ich finde es echt klasse, dass du so offen und ehrlich mit mir darüber redest!"

„Ich wundere mich gerade auch selbst über mich!", erwiderte Petra lachend und fuhr dann nachdenklich fort: „Aber es tut gut, das alles einmal auszusprechen. Dabei merke ich, dass es mich doch ganz gewaltig belastet. Manchmal habe ich sogar richtig Angst davor, dass ich immer unsensibler werde und irgendwann gar nichts mehr spüre!“

„Das habe ich auch schon gedacht“, pflichtete Ivonne bei. „Aber ich war bis jetzt der Meinung, dass es davon kommt, dass wir nur noch wenig miteinander schlafen.“

„Nee, das muss eine andere Ursache haben. Ich weiß von einer Freundin, die dabei inzwischen jedesmal Schmerzen hat und sich deshalb zurückzieht. Eine andere sagte mir wortwörtlich, dass sie auf das bisschen rein und raus gut verzichten kann. Irgendwie lässt bei vielen die Anziehung nach, die uns als Jungverliebte noch so verrückt gemacht hat.“

„Und was nun?“ Ivonne sah sie fragend an. „Soll man das einfach hinnehmen? Das kann's doch nicht sein!“

„Manche suchen sich halt einen neuen Partner, bei dem sie das wieder erleben können“, antwortete Petra trocken.

„Für wie lange?“ Ivonne schüttelte den Kopf und rief: „Also, das ist bestimmt keine Lösung! Für mich jedenfalls nicht!“

„Ja, du hast recht!“ Petra nickte und ergänzte dann grinsend: „Doch, wenn ich mir das knackige Bürschchen so betrachte, das seit kurzem drüben bei Annette im Büro arbeitet!“

„Petra!“ Ivonne hob scherzend ihren Zeigefinger: „Bist du still!“

„Jaja, ich bin ganz brav!“

„Na, dann ist gut!“

„Obwohl“, erwiderte Petra noch einmal genießerisch, „vielleicht will ich gar nicht so brav sein!“

„Petra! Das gehört sich nicht! Schäm dich!“ Ivonne sah sie an und versuchte streng zu wirken.

Daraufhin lachten beide schallend.

Die letzten Worte, die Ivonne eigentlich im Spaß gesagt hatte, beschäftigten sie den ganzen Tag: „Das gehört sich nicht! Schäm dich!"
„Warum gibt's denn beim Thema Sexualität so viele Tabus?", fragte sie sich immer wieder. „Das tut man nicht! Das macht man nicht! Das sagt man nicht! Irgendwie ist das doch verrückt. Von klein auf lernen wir fast alle, dass man darüber nicht spricht. Wer es doch macht, muss sich schämen, heißt es."
Sie erinnerte sich an eine Begebenheit aus ihrer frühen Kindheit. Damals hatte sie, unschuldig wie sie war, ihren Körper genau untersucht und dabei auch ihre Vagina gestreichelt. Als ihre Mutter das mitbekam, rief sie gleich: „Pfui, schäm dich! Hör sofort damit auf!"
Dieses Ereignis prägte ihre Einstellung zur Sexualität, denn sie ging seit dem davon aus, dass es etwas Verbotenes war, sich selbst zu berühren. Deshalb erschien es ihr besser, es nur noch heimlich zu machen. Ja, sie nahm sogar an, dass es etwas Schmutziges ist. Schließlich hatte ihre Mutter „Pfui" gerufen.
Im weiteren Verlauf ihrer Kindheit erkannte sie, dass auch die anderen Menschen alle dieses Thema in der Öffentlichkeit ausgrenzten.
„Über so etwas spricht man nicht!", hörte sie immer wieder. Nur, wenn bei Partys und Festen die Stimmung, meist durch den Genuss von Alkohol, gelöster wurde, traute man sich darüber zu reden. Dann jedoch in Form sogenannter schmutziger Witze."
Während Ivonne weiter ihren Gedanken nachging, spürte sie, dass sie sich dabei immer schlechter fühlte.
„Mein Gott!", sagte sie laut zu sich selbst, „das kann's nicht sein!

Das ist doch echt total bescheuert, was wir uns da antun!"
Sie schüttelte nachdenklich den Kopf.
„Selbst bei Ralf habe ich nach all den vielen Jahren noch das Problem, dass ich ihm nicht wirklich frei meine sexuellen Wünsche und Empfindungen mitteilen kann. Ja, sogar in der Zweisamkeit mit ihm habe ich noch Hemmungen. Das ist so betrachtet doch echt frustrierend!"
Sie schaute sich Ralfs Bild auf ihrem Schreibtisch an und sagte laut: „Ich glaube, das dürfen wir gemeinsam ändern, mein Schatz! Ich habe jedenfalls richtig Lust dazu. Ich möchte mich endlich von diesen blöden und sinnlosen Glaubenssätzen lösen und meine Sexualität befreit und glücklich genießen!"

# Freiheit

Keine Schranken weit und breit
nirgends Grenzen, die sich zeigen
absolute Offenheit
statt dem alt verkrampften Schweigen

Worte fließen völlig leicht
lösen selbst geheimste Plagen
Klarheit vorher unerreicht
wächst aus stets erwünschten Fragen

Viele Ängste weichen schnell
neu entdecktem Urvertrauen
Schattenseiten strahlen hell
dank bewusst gelenktem Schauen

Harmonie gesellt sich ein
auf ganz friedlich sanfte Weise
und so steigert sich das Sein
zur erfüllten Lebensreise

„Hallo, hier ist Ivonne", sagte Ivonne, als Ramona sich am Telefon meldete.
„Hi, wie geht es dir?"
„Also, ehrlich gesagt, nicht so gut. Deshalb rufe ich auch an."
„Das gleiche Thema wie gestern?", fragte Ramona.
„Ja!", bestätigte Ivonne. „Du hast doch gesagt, dass du für mich da bist, wenn ich dich brauche."
„Na klar!", entgegnete Ramona sofort. „Willst du jetzt gleich hier am Telefon mit mir reden, oder möchtest du gerne zu mir kommen?"
„Erst mal lieber am Telefon", entschied Ivonne.
„Gut, wie du möchtest." Ramona wartete einen kurzen Moment und fuhr dann liebevoll fort: „Also, dann erzähl doch mal. Was bedrückt dich denn?"
„Ach weißt du!", Ivonne seufzte, „es ist irgendwie verzwickt. Ich spüre genau, dass etwas geschehen muss und weiß aber nicht richtig, was. Genauso habe ich das Gefühl, dass ich mit Ralf deswegen reden sollte, doch der blockt nur ab. Dann das Thema selbst: Es ist so schwer darüber zu reden!"
„Über was denn genau!", fragte Ramona.
„Na, du weißt doch, was ich meine!"
„Du meinst wohl über eure Sexualität?"
„Ja!", bestätigte Ivonne kurz.
„Ich finde, es ist gar nicht so schwierig, über Sexualität zu reden. Für mich ist es inzwischen etwas ganz Normales. Versuch es einfach! Rede mit mir darüber wie übers Essen und Trinken." Sie lachte. „Schließlich ist es genauso wichtig. Komm, öffne dich und vertraue! Es gibt keinen Grund für Scham! Möchtest du?"
„Ja!" Ivonne atmete tief aus.

„Also“, begann sie stockend, „ich habe das Gefühl, dass Ralf und ich beim Thema Sexualität ein Problem haben.“
„Und was gibt dir das Gefühl, dass es so ist?“, wollte Ramona wissen.
„Weißt du, es war immer sehr schön, wenn wir miteinander geschlafen haben.“
„War?“, fragte Ramona nach.
„Jetzt ist es schon auch noch ganz gut“, erwiderte Ivonne. „Nur wird es immer seltener und wenn wir es dann machen, empfinde ich von Mal zu Mal weniger.
Ich habe Angst, dass sich das wiederholt, was ich in meiner Beziehung davor erlebt habe. Da wurde der Sex zur Routine. Man schlief halt ab und zu miteinander. Aber das Feuer und dieses wunderbare Verlangen, das wir am Anfang spürten, als wir uns kennengelernt hatten, ging mit der Zeit verloren. Aus einer heißen Liebesbeziehung, wie du sie ja jetzt im Moment auch erlebst, wurde ein Bruder – Schwester Verhältnis.
Der Sex machte kaum noch Spaß und manchmal war ich sogar froh, wenn es vorbei war. Ist das nicht schlimm?“
„Doch, das ist sehr schlimm, weil es wirklich auch anders geht!“, pflichtete Ramona ihr bei.
„Deshalb war es auch meine Absicht, das gleich von Anfang an in der neuen Beziehung mit Ralf zu ändern. Damals versprachen wir uns über alles miteinander zu reden und uns unsere Gefühle gegenseitig mitzuteilen. Doch inzwischen sind wir scheinbar genau in die gleiche Falle getappt. Ich habe erst heute wieder festgestellt, dass ich mich im Grunde immer noch nicht traue von meinen Wünschen und Empfindungen zu sprechen.

Dazu kommt, wie ich es dir schon erzählt habe, dass sich Ralf bei diesem Thema gleich angegriffen fühlt und total auf Abwehr geht. Ich möchte ihn ja nicht verletzten. Weißt du, er ist doch sehr zärtlich und geht auch voll auf mich ein. Das ist ja nicht das Problem. Aber wie sollen wir herausbekommen, was es wirklich ist, wenn wir keine Basis für ein Gespräch finden?"

„Ich kann sehr gut nachvollziehen, wie es dir geht!", sagte Ramona mitfühlend. „Schade, dass wir nur telefonieren, denn ich würde dich jetzt so gerne in meine Arme nehmen. Aber glaube mir, für dein Problem gibt es auch eine Lösung!

Du bist nicht verkehrt! Deine Erlebnisse sind identisch mit denen der meisten langjährigen Beziehungen. Doch das Schöne ist, dass es auch anders geht! Stell dir vor, wir haben jetzt im Urlaub ein Paar kennengelernt, das sich damit schon länger beschäftigt. Sie geben sogar Seminare. Ich werde auf jeden Fall demnächst eines mit Michael besuchen!"

Ivonne unterbrach sie: „Ich glaube Ralf kommt nach Hause! Dann mach ich erst mal Schluss. Ich melde mich wieder! Tschüss!"

„Gut, dann bis bald, liebe Ivonne", antwortete Ramona.

# Auf der Suche

Ach ich wär unendlich froh
kriegte ich von irgendwo
nur ein kleines Zeichen

Ja, ein Hinweis, der mir dann
wirklich weiterhelfen kann
würde mir schon reichen

Vielleicht find ich, was ich such
zufällig in einem Buch
auf besondre Weise

oder ich erhalte gar
einen Tipp ganz wunderbar
heimlich, still und leise

Gibt es keine Möglichkeit
um die Antwort jederzeit
einfach zu erhalten

Wie zum Beispiel, das wär toll
wenn sie sich geheimnisvoll
plötzlich würd entfalten

Jedenfalls, egal wie's kommt
ich will jetzt mit Nachdruck prompt
eine Lösung finden

Ja, ein Resultat muss her
müsst ich mich auch noch so sehr
dafür überwinden

Lass ich mich, so wie ich mein
also nun vollkommen ein
und beginn zu handeln

wird es mein Erleben gleich
sicherlich sehr einfallsreich
positiv verwandeln

Deshalb werd ich nicht mehr ruhn
sondern mich in allem nun
selbst auch unterstützen

und sodann mit aller Kraft
ganz bewusst und beispielshaft
meine Chance nützen

Tief in Gedanken versunken spazierte Ivonne ein paar Tage später durch den Schlossgarten bis zum Ufer des kleinen Sees. Dort setzte sie sich auf die Bank, auf der sie sich mit Ramona unterhalten hatte.

„Man, du hast es gut, Ramona!", seufzte sie und starrte aufs Wasser. „Bist neu verliebt und glücklich! Und ich? Ach, es ist zum Verzweifeln. Was mach ich bloß? So kann es jedenfalls nicht weitergehen. Ich spür genau, dass es da noch viel mehr geben muss! Das kann einfach nicht alles sein! Nein! Ganz sicher nicht!

Was hast du gesagt? Sex ist so wichtig wie das Essen und Trinken? Wenn das wirklich stimmt, tun sich all die Leute, die sich ganz davon zurückziehen und meinen darauf verzichten zu können, aber ganz bestimmt nichts Gutes!

Am Anfang einer Beziehung sind wir doch auch ständig verrückt nacheinander und verbringen sehr viel Zeit im Bett. Warum soll es also im Laufe der Jahre anders werden?

Ach, irgendwie dreh ich mich immerzu im Kreis. So geht das nicht weiter! Was mach ich nur?"

Sie schaute hoch hinauf in den Himmel und verfolgte mit ihrem Blick die kleinen weißen Wolken, die sich ziemlich schnell vorwärts bewegten und dabei ständig neue Formen bildeten.

„Vielleicht sollte ich mir mal ganz fest wünschen, dass ich von irgendwo her Hilfe bekomme", dachte sie und flüsterte dann leise: „Liebes Universum, bitte schick mir doch eine Botschaft! Irgendeinen Tipp, der mir weiterhilft!"

Plötzlich hielt ihr jemand ganz sanft die Augen zu. Sie tastete die Hände ab und rief dann: „Ramona!"

„Volltreffer! Das hast du aber schnell erraten!"

Ramona lief fröhlich kichernd um die Bank herum, nahm sie liebevoll in ihre Arme und rief: „Ist das schön, dass ich dich hier treffe, Ivonne! Ich habe so oft an dich gedacht! Wie geht es dir denn?"
„Nicht anders als letzte Woche!", antwortete Ivonne total überrascht von Ramonas Erscheinen. Dann erschrak sie und blickte Ramona an. „Ich glaube fast, dich hat jetzt das Universum geschickt!"
„Na klar!" Ramona verneigte sich lachend. „Bitte sehr Madame, ihr Bote aus dem Universum! Womit kann ich dienen?"
Ohne jedoch eine Antwort abzuwarten zeigte sie hinter Ivonne: „Übrigens habe ich noch Verstärkung mitgebracht! Sozusagen eine Himmelskollegin! Darf ich vorstellen: Das ist Christina. Ich habe dir letztes Mal schon von ihr erzählt. Wir haben uns im Urlaub kennengelernt!"
„Na so hat mich auch noch niemand vorgestellt!" Christina gab Ivonne freundlich lächelnd die Hand: „Schön dich zu treffen!"
„Hallo Christina", erwiderte Ivonne. „Jetzt bin ich noch mehr überrascht! Wie kommst du denn hier her?"
„Christina und ihr Mann Peter sind dieses Wochenende zu Besuch bei mir", erklärte Ramona.
„Doch Peter hatte keinen Bock auf spazieren gehen im Park, hab ich recht?" Ivonne grinste.
„Ja, du hast recht!", bestätigte Christina.
„Das kommt mir sehr bekannt vor!", erwiderte Ivonne mit noch breiterem Grinsen. Dann fuhr sie begeistert fort: „Aber das ist ja schon ein toller Zufall, dass wir uns gerade hier treffen!"
„Wieso Zufall?", fragte Christina amüsiert. „Wenn ich das richtig verstanden habe, hast du uns doch hierher bestellt!"

Ramona nickte zustimmend und rief: „Das ist ja wohl die Höhe! Erst lässt du uns kommen und anschließend redest du von Zufall. Ne, ne, das kannst du glatt vergessen. Es gibt keinen Zufall. Alles passiert aus einer Ordnung heraus!"
Sie strich Ivonne über den Kopf. „Aber das weißt du ja alles selbst, stimmt's?"
„Ihr habt ja recht!" Ivonne atmete kräftig aus. „Aber irgendwie ist es trotzdem überraschend! Kommt, setzt euch doch hier zu mir auf die Bank." Sie machte eine einladende Handbewegung und die beiden Frauen nahmen neben ihr Platz.
„Du bist also nicht weitergekommen mit deinem Thema?" Ramona sah Ivonne fragend an.
„Nein, kein Stück!", antwortete Ivonne kurz, wobei sie gleichzeitig verlegen zu Christina schaute.
Ramona bemerkte ihren Blick und lachte. „Christina ist die Expertin in Sachen Sex. Mit ihr kannst du ohne Scheu darüber reden. Sie ist diejenige, die dazu sogar Seminare gibt."
„Fällt dir das nicht schwer, mit den Menschen einfach über so etwas zu reden?", wandte sich Ivonne an Christina.
Christina lachte. „Weißt du, vor ein paar Jahren hätte ich dir sicher geantwortet, dass ich über wirklich alles einen Vortrag halten würde, aber niemals über Sexualität. Zu diesem Zeitpunkt war für mich das Thema Scham noch sehr im Vordergrund. Doch ich habe festgestellt, dass es sehr wichtig ist, darüber zu reden. Zum einen in der Partnerschaft, aber auch in der Öffentlichkeit. Es ist nun mal etwas völlig Natürliches!"
Sie machte eine kurze Pause, nickte noch einmal bestätigend und drehte sich dann Ivonne noch weiter zu. „Weißt du, es kostet mich

auch heute noch oftmals eine große Überwindung, aber wenn ich dann wieder sehe, wie dankbar und glücklich die Menschen nach unseren Seminaren sind, erkenne ich stets aufs Neue, dass es genau das Richtige ist. Ich weiß inzwischen, dass es mein Auftrag hier auf der Erde ist. Sozusagen meine Berufung!"

„Das finde ich toll!", sagte Ivonne voll Bewunderung.

„Du bist also überzeugt, dass dieses Thema wichtig ist?"

„Welches Thema?" Christina blickte sie herausfordernd an.

„Na, die Sexualität", ergänzte Ivonne leise.

„Ich verstehe dich immer noch nicht", sagte Christina grinsend.

„Die Sexualität!", rief Ivonne nun so laut, dass eine ältere Frau, die gerade mit ihrem Hund vorbeikam, erschreckt aufschaute und anschließend kopfschüttelnd weiterging.

Die drei Frauen lachten schallend.

Dann fuhr Christina fort: „Sexualität ist die Energie, aus der alles entstanden ist und weiterhin entsteht. Sie erschafft Leben und ist gleichzeitig unser Fundament. Wenn wir sie leugnen oder uns davon abtrennen, richten wir sie gegen uns und schneiden unsere Wurzeln ab. Gerade viele spirituell sehr aktive Menschen tun das. Sie behaupten, sie brauchen die Sexualität nicht mehr und hätten sie längst transformiert und erledigt.

Eine Frau meinte einmal, dass sich das bei ihr alles eines Tages aufgelöst hat. Wie eine Seifenblase. Blub!

Ja, sie suchen die Verbindung nach oben und lehnen die Wurzeln nach unten zu Mutter Erde ab.

Es ist teilweise unglaublich, was ich mir dazu schon alles anhören durfte! Ich habe einige Erlebnisse aufgeschrieben! Hört selbst!"

# Thema Sexualität

Wer referiert und auch berät
der wird bei seinem Tun und Streben
zum Thema Sexualität
gar manches hören und erleben

Denn spricht er dazu Menschen an
ganz ohne Scheu und völlig offen
so zeigen die sich meist spontan
schockiert und fürchterlich betroffen

Sehr viele schauen erst entsetzt
und ziehen daraufhin dann leider
auf schnellstem Wege wie gehetzt
und gleichfalls wortlos einfach weiter

Total genervt und voller Frust
erklären andre, Sex zu hassen
drum hätten sie ihn auch bewusst
vor langer Zeit schon losgelassen

Mit Abscheu und Verachtung pur
sieht man so manche reagieren
und Einzelne behaupten stur
dies alles längst zu transformieren

Man stammelt, kämpft und stottert sehr
bei dem Versuch, sich einzubringen
und tut sich wirklich schrecklich schwer
ganz locker und entspannt zu klingen

So wird und das ist echt verrückt
dies Thema heimlich, still und leise
einfach verdrängt und unterdrückt
zu einem viel zu hohen Preise

Ja, es ist allerhöchste Zeit
mit Scham und Sünde nun zu brechen
um erst einmal mit Leichtigkeit
von Sexualität zu sprechen

Wer es natürlich dann auch schafft
sie frei und friedlich zu genießen
der spürt bald seine Lebenskraft
noch sehr viel intensiver fließen

Denn nur, wenn wir so Stück für Stück
auch diesen Anteil integrieren
dann finden wir das wahre Glück
drum lasst uns keine Zeit verlieren

„So ist es!“ Ramona seufzte. „Doch wir haben das Glück, dass wir es in unserem Leben ändern können, weil wir dich kennengelernt haben! Ich bin dir so dankbar!“ Sie gab Christina einen Kuss auf die Wange.

Christina lächelte. „Ich will damit keinen Menschen verurteilen! Es ist mir ganz wichtig, dass ihr das versteht. Wir haben es doch nicht anders gelernt! Niemand hat uns darüber richtig aufgeklärt. Auch ich habe ja damals, als in meiner früheren Beziehung nicht mehr viel lief, gedacht, dass ich mich dann halt einfach nur um meine spirituelle Entwicklung kümmere. Doch das war ein großer Irrtum. Glaubt mir, irgendwann wird man ganz sicher wieder gerade auf dieses Thema zurückgeworfen. Im schlimmsten Fall in Form von Krankheiten! Überlegt doch mal: Was sind denn die häufigsten Krebserkrankungen bei Männern und Frauen?“

„Prostatakrebs, Brustkrebs und auch Gebärmutterhalskrebs!“, antwortete Ramona sofort.

„Ganz genau!“, bestätigte Christina. „Ich behaupte, dass der Hauptgrund dafür der falsche Umgang mit unserer Sexualität ist!“

Ivonne sah sie betroffen an und sagte dann nachdenklich: „Das klingt echt plausibel!“

Sie saßen wieder eine Zeitlang still auf der Bank und ließen die Worte und Gedanken, aber auch die beruhigende Atmosphäre des Schlossgartens auf sich wirken.

Nach ein paar Minuten nahm Christina Ivonne an der Hand und führte sie zu einem uralten Baum. Dort empfahl sie ihr, sich mit dem Rücken an den Stamm zu lehnen.

Dann fragte sie: „Spürst du dieses Leben, diese Energie? Fühlst du, wie sie hochsteigt bis in die weit ausladende Krone?

Siehst du mit welcher Kraft der Baum nach oben drängt? Es lässt sich auch sehr gut erkennen, wie er dabei mit dem Himmel in Verbindung steht! Dazu ist er nur fähig, weil er gleichzeitig starke feste Wurzeln hat, die ihm Halt geben und durch die ihn die Mutter Erde nähren kann!"

„Ja, das leuchtet mir ein!", bestätigte Ramona, die sich ebenfalls an den Baum gelehnt hatte, beeindruckt und auch Ivonne nickte zustimmend.

Christina bedankte sich bei dem Baum mit einer kurzen Verbeugung und machte dann den Vorschlag, noch ein Stückchen weiterzugehen.

Wortlos und in Gedanken versunken spazierten sie daraufhin am Ufer des Sees entlang, bis sie eine wunderschön bunt blühende Blumenwiese erreichten.

„Die Natur führt uns alles vor Augen", unterbrach Christina das Schweigen und legte sich rücklings ins Gras. Ivonne und Ramona machten es ihr postwendend nach.

„Schaut doch nur", flüsterte Christina begeistert, „wie emsig die vielen Insekten den ganzen Tag die Blüten hier bestäuben! Dieses wilde Treiben! Für mich ist das Lebendigkeit, Ekstase und echte Sexualität. So wird immer neues Leben erschaffen."

Sie lachte: „Manchmal habe ich das Gefühl, es ist ein einzigartiger, nie endender Orgasmus. Wunderbar und vollkommen! Wie unser Dasein! Denn auch wir sind meiner Meinung nach durch und durch orgasmischer Natur!"

„Wie meinst du das?", fragte Ramona.

„Wir sind ja durch einen Orgasmus entstanden", antwortete Christina. „Samen und Eizelle haben sich verschmolzen und daraus sind alle weiteren Zellen entstanden. Längst ist bekannt, dass in jeder Zelle auch die Informationen der ersten Zelle gespeichert sind. Also sind auch die orgasmischen Erfahrungen, die zur Entstehung dieser Urzelle geführt haben, in unserem ganzen Körper gespeichert.

Ich habe dazu eine Wortspielerei kreiert: Aus dem Orgasmus entstanden die Organe und unser gesamter Organismus.

Seht ihr den Zusammenhang? Interessant ist, dass jeder das Wort Organismus ausspricht. Nimmt man nur zwei Buchstaben weg, wird es für viele ein Problem."

„Das kommt halt auf Grund unserer gesellschaftlichen Prägung", warf Ivonne ein. „So wurde es uns beigebracht."

„Eigentlich", ergänzte Christina, „wurde es uns noch nicht einmal beigebracht. Man hat es vielmehr totgeschwiegen und unterdrückt. Wer wurde denn schon von den Eltern aufgeklärt? Und wenn: Wie hilfreich war das dann?"

„Von der Schule ganz zu schweigen!", sagte Ramona.

„Deshalb ist es uns so wichtig", unterstrich Christina, dass wir dieses wirklich uralte Wissen, das einfach nicht mehr weitergegeben, falsch ausgelegt oder missverstanden wurde, wieder ans Licht zu holen. Jetzt gerade ist die Zeit reif, dass wir uns ganz neu damit verbinden. Dann wird es uns unendlichen Frieden in uns, in unsere Paarbeziehungen und somit in die gesamte Welt bringen. Das ist das Fundament der neuen Zeit!"

Alle drei spürten bei diesen Worten, wie ein warmer Schauer sie durchströmte. Sie blieben tief beeindruckt, erfüllt und mit offenen Herzen zwischen all den herrlichen Wiesenblumen liegen und ließen sich von ihren Träumen tragen.

# Ich träume

Ich träume von zärtlichen Zeiten
den Stunden voll Liebe und Lust
von endlosen Streicheleinheiten
Berührungen sanft und bewusst

Ich träume von sinnlichem Streben
dem hemmungslos kindlichen Spiel
von einem befreiten Erleben
ganz ohne das übliche Ziel

Ich träume von friedlichem Fließen
der wunderbar heilsamen Kraft
von köstlichem wahren Genießen
das Wohlsein und Fülle erschafft

Ich träume von echtem Erwachen
dem ursprünglich göttlichen Glanz
von Seelen, die strahlen und lachen
verschmolzen im fröhlichen Tanz

„Ach, ich bin so froh, dass ich euch beide hier getroffen habe", schwärmte Ivonne. „Ihr tut mir echt gut. Irgendwie macht mir das alles wieder Hoffnung."
„Das ist schön", erwiderte Ramona und nahm ihre Hand.
Christina setzte sich auf und schaute die beiden an. „Wisst ihr, es ist wirklich total leicht, diesen wunderbaren Frieden in sich zu finden. Es ist ja alles schon da! Wir brauchen also nur unsere Aufmerksamkeit darauf richten. Dazu ein wenig Geduld und schon kommt alles ins Fließen."
„Das hört sich toll an! Aber ist es denn auch wirklich so?" Ivonne schaute sie fragend an. „Was mach ich, wenn der Partner nicht mitmacht? Oder wenn ich gar nichts fließen spür? Worauf soll ich dann meine Aufmerksamkeit richten? Es ist sowieso mein Problem, dass ich immer mehr das Gefühl habe, kaum noch etwas zu spüren und jedesmal länger brauche, um überhaupt etwas wahrzunehmen!"
„Das kenne ich nur zu gut", bestätigte Ramona. „Gerade in meiner letzten Beziehung war das so. Wir benötigten ständig stärkere und festere Reize, um überhaupt noch einen Orgasmus zu bekommen. Hinterher hatte ich dann oftmals sogar Schmerzen. Es war echt schlimm! Sex bedeutete irgendwann nur noch Stress, Krampf und Frust. Ja, wir kämpften uns richtiggehend zum Orgasmus und waren dann beide froh, wenn wir das Ziel erreicht hatten! Dadurch verloren wir natürlich immer mehr die Lust dazu und die Pausen zwischen unseren Liebesnächten wurden ständig länger. Zum Schluss hatten wir fast gar keinen Sex mehr."
„Wollt ihr gerade zu diesem Problem etwas ausprobieren?", unterbrach sie Christina.
„Ja, klar!" Die beiden nickten.

„Gut, dann setzt euch doch mal hin und macht einen Arm frei", forderte Christina sie auf.

„Nur den Arm?", fragte Ramona kichernd.

Christina grinste: „Im Moment reicht das!"

„Ich habe eine Übung für unsere Vorträge und Seminare kreiert, die sehr anschaulich präsentiert, warum das so passieren muss, was du gerade erzählt hast. Reibt doch jetzt einfach einmal mit der anderen Hand, so wie ich es euch hier zeige, kräftig und schnell euren freien Arm auf und ab!" Sie begann zu reiben und die anderen machten es ihr nach.

Schon nach kurzer Zeit rief Ivonne: „Ich kann bald nicht mehr! Das wird doch richtig heiß und tut weh!"

„Auf, noch ein bisschen!", ermunterte sie Christina.

Auch Ramona begann zu stöhnen: „Das fühlt sich aber echt nicht gut an! Mensch, ich reib mir ja die Haut wund! Mein Arm und meine Hand werden auch immer heißer!"

„Ok!", Christina nickte, „jetzt stellt euch vor, wir machen so noch ein paar Tage oder sogar Jahre weiter!"

„Nein, ohne mich!", protestierte Ramona und auch Ivonne verweigerte jede weitere Bewegung.

„Was meint ihr, würde denn passieren?", hakte Christina nach.

„Na, es wird halt alles wund werden und immer mehr weh tun, bis irgendwann die Haut durchgescheuert ist", antwortete Ramona.

„Oder es würde sich eine Hornhaut bilden, sodass man gar nichts mehr spürt", ergänzte Ivonne.

„Ihr seid genial!", bestätigte Christina begeistert, „denn ihr habt alles schon ganz genau erkannt! Kompliment!"

„Und was soll das jetzt?" Ivonne sah sie fragend an.

„Ja, was soll das?“ Christina lächelte.

„Ich kann's mir schon denken“, sagte Ramona amüsiert. „Es erinnert mich sehr an die Kampfabende mit meinem Ex. Raus und rein. Hin und her. Bis alles weh tat. Ja, genau so war das!“

„Du hast es vollkommen richtig erraten.“ Christina nickte. „So läuft doch der normale Sex ab. Ich weiß, das klingt jetzt natürlich etwas hart. Nehmt deshalb bitte gleich die Wertung heraus! Ich rede nicht von falsch und richtig! Das ist mir sehr wichtig! Ich verurteile und beurteile nicht! So haben wir gelernt, gesehen oder gehört, soll es funktionieren. Wir kommen zusammen und dann reiben wir so lange den Penis in der Vagina, bis wir einen Orgasmus haben.“

„Und weiter?“ Ivonne sah sie gespannt an.

„Dazu möchte ich jetzt ein wenig Schulunterricht machen“, erklärte Christina.

„Au ja, Frau Lehrerin“, rief Ramona mit kindlicher Stimme, „und wir sind die frechen Kinder! Was für eine Schulstunde haben wir denn? Wohl sicher Biologie!“

„Ne, Physik!“

„Physik?“, fragte Ivonne erstaunt, denn sie konnte keinen Zusammenhang zwischen ihrem Sexualleben und der Physik erkennen.“

„Es geht darum, dass wir alle ein natürliches Energiefeld mit entgegengesetzten Polaritäten besitzen. Bei den Männern ist die Polarisierung so, dass der Pluspol im Sexualbereich, also in seinem Penis liegt. Sein Minuspol in seinem Brustbereich. Dort haben die Frauen dagegen den Pluspol und im Bereich ihrer Vagina den Minuspol. Was meint ihr nun, passiert, wenn der Penis sozusagen

als Pluspol und die Vagina als Minuspol aufeinander treffen?"
Ramona klatschte ihre Hände zusammen und antwortete: „Dann ziehen die beiden sich an."
„Richtig, sie ziehen sich an und die Energie beginnt automatisch zu fließen, denn zwischen diesen Polen in unserem Körper entsteht ein magnetischer Fluss oder anders gesagt, ein innerer Magnet. Kommen Mann und Frau in Kontakt, treffen diese zwei entgegengesetzt gepolten Magnete aufeinander und bewirken zusätzlich ein gemeinsames Magnetfeld das den weiblichen und den männlichen Körper durchströmt. Das ist der Idealfall, der, wie ich sie nenne, ursprünglichen Sexualität."
„Ist das süß!", rief Ivonne fröhlich. „Heißt es deshalb, dass wir uns anziehen, wenn wir uns kennenlernen und oft wie Kletten zusammenhängen?"
„Das hat sicher damit zu tun", bestätigte Christina.
„Aber warum lässt das dann meistens mit der Zeit nach?"
„Dafür haben wir die Übung gemacht. Wenn wir auf die in unserer Kultur üblichen Art und Weise die Sexualität leben, verändern wir dieses normale Magnetfeld. Wir lassen es nicht einfach fließen, sondern manipulieren es. Wir führen Energie von außen hinzu. Das habt ihr in Form der entstandenen Wärme selbst gespürt. Der Mann lädt also dadurch seinen Pluspol im Genitalbereich auf und es entsteht physikalisch erklärt ein Doppelpluspol. Auch der Minuspol der Frau wird durch diese Überladung verändert. Ihre Vagina wird damit zum Pluspol.
Wenn wir dieses Beispiel weiterverfolgen erkennen wir, dass sich nun ein Doppelplus- und ein Pluspol gegenüber stehen."
„Mensch, nun wird mir alles klar!", unterbrach sie Ivonne.

„Die stoßen sich jetzt natürlich ab! Das ist ja genial erklärt!“ Sie umarmte Christina. „Es ist also sozusagen als Resultat unserer, ich sage jetzt mit Fleiß einmal falschen sexuellen Aktivitäten, ganz normal, was ich erlebe und wahrnehme! Man, ich kann dir gar nicht sagen, wie dankbar ich dir für diese Information bin! Das bestätigt mir nämlich, dass ich mit meinen Empfindungen nicht falsch ticke, sondern ganz normal reagiere!“

„Ja, ganz bestimmt!“ Christina sah sie liebevoll an.

Auch Ramona war sehr beeindruckt von diesen Erkenntnissen. „Soweit hab ich das verstanden“, sagte sie nachdenklich, „doch ich frage mich nun was ich dagegen tun kann.“

„Dagegen gar nichts!“, antwortete Christina. „Du weißt doch, es ist immer der falsche Weg, etwas dagegen zu tun! Aber es gibt natürlich Dinge, die man dafür tun kann. Dafür, dass wir wieder ein glückliches und erfülltes Liebesleben genießen können. Das ist der wichtigste Punkt in unseren Seminaren.“

Christina erhob sich. „Wir müssen los!“

„Grad jetzt wo es spannend wird!“, sagte Ivonne enttäuscht.

„Die beiden sind noch zwei Tage bei mir“, antwortete Ramona. „Komm doch einfach morgen Abend mit Ralf zu uns!“

„Ob der mitkommt?“, entgegnete Ivonne bedrückt.

„Du kannst ihm ja sagen, dass er sich gerne mit Peter sozusagen von Mann zu Mann über etwas ganz tolles Neues unterhalten kann, durch das die Sexualität wieder stressfrei, leicht und trotzdem erfüllend wird“, schlug Christina vor.

# Das Neue

Endlich wieder Zuversicht
Perspektiven neu gefunden
Aus der Dunkelheit ins Licht
Alte Muster überwunden

Endlich wieder vorwärts gehn
Erste Schritte mit Vertrauen
Ausprobieren und verstehn
Hoffnungsvoll nach vorne schauen

Endlich wieder selbst aktiv
Tatendrang und Eifer spüren
Motiviert und kreativ
Die Bewegung öffnet Türen

Endlich wieder frohgelaunt
Ungezählte Glücksmomente
Potential, das doch erstaunt
Lebensfreude ohne Ende

Ivonne schmiegte sich an Ralf und küsste ihn. „Ich liebe dich!"
„Ich dich auch, mein Schatz", antwortete er.
„Es tut mir so gut, in deinen Armen zu liegen", flüsterte Ivonne.
Ralf strich sanft über ihre Wangen und legte dann seine Hand auf ihre Brust. „Ich mag deine Brüste. Sie sind so zart, warm und weich und machen mich total an!"
„Sind ja auch meine positiven Pole", erwiderte Ivonne und lachte.
„Deine was?" Ralf blickte sie fragend an.
„Weißt du", fuhr Ivonne fort, „ich habe heute Ramona und ihre Freundin Christina, die sie im Urlaub kennenlernte, getroffen."
„Und was hat das mit deinem Busen zu tun?"
„Das möchte ich dir gerne erklären", antwortete Ivonne. „Christina und ihr Mann Peter veranstalten Seminare, in denen es um Sexualität geht."
Ralf blies die Backen auf und atmete dann lautstark aus. „Das sind wohl so Tantragruppen, in denen es jeder mit jedem treibt! Davon hab ich auch schon gehört. Ist doch widerlich!"
„Lass mich doch erst mal erzählen!", unterbrach ihn Ivonne, „denn gerade darum geht es bei diesen Seminaren nicht!"
„Das sagen sie alle!", widersprach ihr Ralf. „Und dann treiben sie es nur immer noch wilder kreuz und quer, weil sie nicht genug bekommen können! Das Problem ist doch, dass jeder meint, es muss noch mehr geben."
„Ralf!", rief Ivonne nun lauter, „lass mich bitte erst mal erzählen. Sicher gibt es auch solche Gruppen. Aber gerade deshalb machen Christina und Peter ihre Seminare."
„Und weiter?" Ralf sah sie noch immer skeptisch an.
„Nun, es geht einfach darum, dass man von dieser endlosen Suche

nach noch mehr wegkommt und die wirkliche Erfüllung findet. Dabei gibt es dann gar nicht mehr viel zu tun. Im Gegenteil! Es geht hierbei mehr um das Geschehen lassen. Du müsstest dir das direkt von Christina und Peter erklären lassen, denn für mich ist das ja auch noch ganz neu! Jedenfalls habe ich so viel verstanden, dass wir alle energetisch einen inneren Magneten haben. Der ist bei der Frau genau anders herum gepolt, als beim Mann. Diese Magnete wirken natürlich auf einander, wenn wir uns näher kommen. Die Pluspole sind dabei die aktiven Pole. Beim Mann ist der Pluspol in seinem Unterleib und bei der Frau im Brustbereich. Es heißt ja auch, dass der Mann viel schneller zum Sex bereit ist, als die Frau. Bei der Frau muss der Sexualbereich erst aktiviert werden, damit die Energie in Fluss kommt. Das geschieht durch die Stimulation ihres Busens. Ich habe immer gedacht, dass ich gleich meine Vagina direkt streicheln müsste, um möglichst schnell offen zu sein. Aber scheinbar, so sagt jedenfalls Christina, passiert das schon nur durch das sanfte Halten der Brüste."

„Ich habe deinen Busen schon immer gerne gestreichelt", sagte Ralf.

„Ja, ich weiß. Du hast intuitiv das Richtige gemacht. Das habe ich jetzt begriffen."

„Und wie geht es dann weiter?", fragte Ralf nun doch auch mehr interessiert.

„So weit bin ich mit Christina nicht gekommen. Aber sie hat mir noch erzählt, dass gerade durch den wilden Sex, wie du es erwähnt hast, unsere Pole durcheinander kommen. Wir führen durch die herkömmliche Art des ‚Liebemachens' unseren Sexualorganen immer mehr Energie zu. Das heißt, sie werden aufgeladen und irgendwann überhitzt. Aus dem Minuspol der Vagina wird ein Pluspol und der Penis des Mannes, der ja von Natur aus eine Pluspolarisierung hat, steigert sich zum Doppelpluspol. Dadurch wird aus der ursprünglichen Anziehung früher oder später eine Abstoßung. Das wiederum zeigt sich auf vielerlei Arten."

„Schläft man deshalb mit den Jahren immer weniger miteinander?", fragte Ralf nachdenklich.

„Ja, genau, das ist sicherlich ein Punkt. Man hat kaum noch Lust und fühlt auch immer weniger. Viele Frauen bekommen irgendwann sogar Schmerzen. Bei den Männern zeigt sich das mit zunehmenden Alter oft in Erektionsstörungen oder vorzeitigen Samenerguss. All das sind, so sagt Christina, Dinge, die durch die Art und Weise, wie wir Sexualität leben, verursacht werden."

„Irgendwie klingt das plausibel", bestätigte Ralf nachdenklich. „Aber das heißt ja dann auch, dass wir es von Anfang an falsch erfahren haben! Wobei ich mich schon manches Mal gefragt habe, ob dieses ständige, salopp gesagt, Gerammel wirklich das Wahre ist. Für uns Männer ist das richtiger Leistungsdruck, denn man muss so lange seinen Mann stehen, bis die Partnerin und man selbst einen Orgasmus hatten."

„Genau das sind Christinas Worte", pflichtete Ivonne ihm bei. „Deshalb meint sie auch, dass diese ursprüngliche, stille Art der Sexualität die Männer noch mehr begeistert als die Frauen, wenn sie sie erst einmal kennengelernt haben und erleben, was es heißt, stressfrei und ohne Leistungsdruck mit der Partnerin zu verschmelzen."

Ivonne drückte sich noch etwas enger an Ralf, schloss die Augen und genoss weiterhin die zärtliche Berührung seiner Hand auf

ihrer Brust. Es war ein unglaublich warmes, schönes Gefühl, das sie so intensiv noch nie wahrgenommen hatte.
Nach einiger Zeit nahm sie plötzlich ein ganz sanftes Pulsieren in ihrer Vagina wahr. Als sie sich aber direkt darauf konzentrierte, war es auch schon wieder verschwunden. Trotzdem hatte es irgendetwas in ihr ausgelöst. Sie spürte, wie ein großes Verlangen und gleichzeitig eine tiefe Sehnsucht in ihr erwachte. Alles schien sich auf einmal weit zu öffnen.
„Was ist mit dir?", hörte sie Ralf fragen. „Du zitterst ja am ganzen Leib!"
Erst jetzt bemerkte sie, dass ihr ganzer Körper in Aufruhr war.
„Ich habe keine Ahnung!", antwortete sie verwirrt. „Das scheint irgendwie durch deine liebevolle Hand auf meiner Brust und all dem, was wir gerade gesprochen haben, ausgelöst worden zu sein. Es fühlt sich jedenfalls unglaublich schön an. Weißt du, mein Schatz, ich möchte das genauer erforschen. Ich glaube, da kann etwas ganz Besonderes passieren. Ramona hat uns eingeladen, morgen Abend zu ihr zu kommen. Christina und Peter sind auch noch bei ihr. So können wir mehr darüber erfahren. Würdest du mit mir dort hingehen?"
„Also ich habe jetzt bei mir nichts anderes wahrgenommen als sonst," antwortet Ralf, „aber neugierig bin ich schon auch!"
„Also kann ich Ramona sagen, dass wir kommen?"
„Ja, gut, meinetwegen", erwiderte er noch etwas zögerlich.
„Ich danke dir, mein Liebling. Du bist der Beste", rief Ivonne glücklich. Dann küsste sie ihn leidenschaftlich und begann seinen Körper zärtlich zu streicheln.

# Berührung

Deine Hand streicht weich und zart
auf besonders sanfte Art
über meine Wangen
und so nimmst du mich im Nu
stets aufs Neue immerzu
absolut gefangen

Ja, ich schmelze gleich dahin
und erkenn, es macht viel Sinn
sich ganz hinzugeben
denn dann kann ich mit Genuss
echtes Glück im Überfluss
spüren und erleben

Dankbar nehm ich all das wahr
und vergesse dabei gar
meine Alltagssorgen
so erfahre ich befreit
grenzenlose Zärtlichkeit
liebevoll geborgen

„Da seid ihr ja!", rief Ramona begeistert, als sie Ivonne und Ralf die Türe öffnete. „Toll, dass es geklappt hat! Kommt herein!"
Sie umarmte Ivonne und flüsterte ihr ins Ohr: „Konntest du deinen Schatz also doch überzeugen! Ich freu mich ganz arg für dich."
„Ein bisschen skeptisch ist er ja schon noch", wisperte Ivonne und ergänzte laut: „Wir freuen uns sehr auf den Abend. Vielen Dank für die Einladung."
Ramona wandte sich Ralf zu und gab ihm die Hand. „Herzlich willkommen. Ich bin Ramona. Schön, dass wir uns jetzt auch einmal kennenlernen."
Ralf erwiderte ihre Begrüßung. „Hab ja schon viel von dir gehört!"
„Oh je!", rief Ramona und lachte. Dann führte sie die beiden in ihr Wohnzimmer. Dort saßen Christina und Peter am Tisch beim Essen. Als sie Ivonne und Ralf erblickten, standen sie auf und begrüßten sie gleichfalls sehr herzlich.
Ramona zeigte zum Tisch: „Nehmt Platz, meine Lieben."
„Jetzt stören wir euch wohl gerade beim Essen!" sagte Ivonne.
„Ne!", antwortete Ramona. „Wir haben auch für euch mit gedeckt. Greift zu!"
„Und wir haben einfach, unmöglich, wie wir sind, schon ohne euch angefangen", ergänzte Peter grinsend.
„Was gibt es denn feines?", fragte Ivonne.
„Christina hat mit mir heute Vormittag Wildkräuter gesammelt", erzählte Ramona. „Du glaubst gar nicht, was alles fast direkt vor der Haustür wächst. Das ist einfach fantastisch. Wir haben jedenfalls sehr viel gefunden und damit jetzt einen leckeren Wildkräutersalat gemacht. Schaut doch nur, wie wunderbar der schon aussieht mit all den bunten Blüten.

Dazu gibt es gekochte Kartoffeln und frisches Quellwasser."
Ivonne füllte gleich begeistert ihren Teller, während Ralf erst einmal nur sehr wenig nahm. Peter nickte ihm zu und sagte lächelnd: „Ich war am Anfang der Wildkräuterkarriere meiner Frau auch sehr skeptisch. Aber ich muss inzwischen zugeben, dass sie mich restlos überzeugt hat. Das ist wirklich echte, lebendige Nahrung!"
„Und man kann sie einfach so da draußen in der Natur sammeln", wiederholte Ramona noch einmal völlig begeistert. „Stellt euch doch vor: kostenloses, gesundes Essen fern ab von irgendwelchen Supermärkten! Ich finde das absolut genial!" Dann nahm sie sich eine große Portion Salat und begann diese genussvoll zu verspeisen. Auch alle anderen widmeten sich schweigend ihrem Essen, bis Ivonne nach ein paar Minuten die Stille unterbrach und rief: „Wenn ich jetzt noch länger warte, platze ich vor Neugierde! Ich bin total kribbelig und aufgeregt! Liebe Christina, du hast mich gestern echt beeindruckt, mit dem, was du über das Thema Sexualität erzählt hast. Ich möchte gerne noch mehr darüber erfahren. Und das sogar jetzt gleich hier beim Essen!", fuhr sie fort und schaute dabei Ramona schmunzelnd an.
„Das ist ja unglaublich!", rief Peter gespielt empört und ergänzte vorwurfsvoll: „Schämst du dich denn gar nicht?"
Auch Ramona schüttelte entrüstet den Kopf und sagte: „Mein Gott, das ist doch nicht normal! Ich bin entsetzt!"
Christina bemerkte, dass Ralf die anderen alle etwas unsicher anschaute und beruhigte ihn: „Keine Sorge, das ist nur Spaß! Wir finden nämlich, dass es höchste Zeit ist, offen und frei über dieses Thema zu reden!" Dann nahm sie ein Blatt mit einem Text und begann laut vorzulesen.

## Scham

Sei bloß ruhig; Schäme dich
Sag das niemals wieder
Man, das ist ja fürchterlich
eklig, schlecht und nieder

Keinen Ton; Das kann's nicht sein
Will nichts hörn und sehen
Pfui man; Das ist echt nicht fein
Wirst dich unterstehen

Hast du keinen Anstand mehr
Kannst du das nicht lassen
Das gehört hier gar nicht her
Ist ja nicht zu fassen

Ja, so klingt es stets entsetzt
abweisend, beschwörend
strafend, bös und nicht zuletzt
sich total empörend

Wenn du einfach ganz spontan
schon als Kind mit Freuden
über dein Geschlechtsorgan
redest mit den Leuten

Wirst du älter, bleibst dabei
über das zu sprechen
gilt laut Sittenpolizei
fast schon als Verbrechen

Schämen muss sich, wer es wagt
und erwähnt die Worte
von so, wie man ständig sagt
schmutzig, schlechter Sorte

Weiterhin beschreibt man gleich
auch die Körperzonen
insgesamt als Schambereich
um das zu betonen

Arme, Beine, Finger, Hand
Schenkel, Füße, Zehen
werden locker leicht benannt
kann man das verstehen

Lasst uns deshalb etwas tun
und dazu bekennen
Penis und Vagina nun
gleichfalls zu benennen

Ivonne nickte zustimmend. „Also, dann lasst uns etwas tun. Lasst uns über eure Art der Sexualität reden."
„Das ist nicht unsere Art", berichtigte sie Christina. „Es ist uraltes Wissen, das nur leider in unserer Kultur in Vergessenheit geraten ist." Sie überlegte kurz und fragte dann: „Hast du denn Ralf schon etwas von dem erzählt, was ich dir im Park erklärt habe?"
„Ja, das habe ich", antwortete Ivonne. „Aber leider etwas konfus." Sie lachte. „Ich bin selbst noch ziemlich verwirrt und kann es deshalb schlecht wiedergeben. Das geht schon los mit dem Begriff Tantra! Ralf meinte, das sind meistens irgendwelche Gruppen, in denen es jeder mit jedem treibt!"
Ralf unterbrach sie: „Ich habe nur gemeint, dass ich solche Gruppen nicht besuchen würde!"
„Wir auch nicht", bestätigte Christina. „Aber das ist ja schon das erste Missverständnis, das viele Menschen zurückschreckt! Sicher gibt es unter dem Begriff Tantra auch solche Richtungen, doch mit der ursprünglichen Bedeutung hat das wenig zu tun. Übersetzt heißt Tantra nämlich: Austausch, Ausdehnung und Bewusstheit. Da steht nichts von Orgasmus oder von irgendwelchen Stellungen und Techniken, um diesen zu verlängern, zu verstärken oder gar einen multiplen Orgasmus zu erleben!"
„Kannst du die Erklärung von Tantra noch einmal wiederholen?", bat sie Ramona.
„Ja, klar! Es geht einfach darum, dass wir unser Bewusstsein in Bezug auf die Sexualität verändern. Wir geben dem Sex einen anderen Rahmen und konzentrieren uns nun viel mehr auf den energetischen Aspekt. Wir achten also ganz bewusst auf den Austausch und die Ausdehnung der Energie.

Diese versetzt uns in eine Welt der wahren Liebe. Das ist die sogenannte zweite Phase der sexuellen Energie."
Ivonne sah sie fragend an: „Was heißt denn zweite Phase?"
Christina lächelte. „In der zweiten Phase erleben wir, wie die sexuelle Energie uns nährt und stärkt."
Peter unterbrach sie. „Vielleicht sollten wir noch erklären, was die erste Phase beinhaltet. Dann wird es bestimmt verständlicher!"
„Ja, Schatz, du hast recht", bestätigte Christina. „Möchtest du das tun?"
Peter zuckte mit den Schultern. „Kein Problem!" Dann machte er eine kurze Pause, nickte nachdenklich mit dem Kopf und begann: „Der Begriff zweite Phase deutet ja schon an, dass es auch eine erste gibt. Viele nennen sie Fortpflanzungsphase, biologische Phase oder einfach nur den ersten Halbkreis. Hier fließt die sexuelle Energie kreisförmig von unserem Gehirn abwärts zu den Geschlechtsorganen. Das ist der Teil, den wir hier in unserer Kultur fast alle leben und der im Normalfall immer mit einem Orgasmus oder einer Ejakulation endet, bei der wir Energie abgeben. Die meisten Menschen sind der Meinung, weil sie es ja auch nicht anders gelernt haben, dass damit der, wie es heißt, Sexualakt zu Ende ist."
Peter machte wieder eine kleine Pause und schaute einen nach dem anderen an. „Ist das soweit klar?"
„Ich verstehe nicht, warum die Energie vom Kopf losfließt", sagte Ralf, der Peters Erklärungen interessiert verfolgt hatte."
„Nun, weil wir ja zu allererst an Sex denken. Dadurch regt unser Gehirn Drüsen an, die dafür zuständig sind, Hormone auszuschütten und uns in die sexuelle Energie zu bringen."

„Und was passiert dann in der zweiten Phase?“ wollte Ivonne weiter wissen.

„Das ist die aufsteigende Phase“, fuhr Peter fort. „Die Energie, die in der ersten Phase, die natürlich für unsere Fortpflanzung wichtig ist, entsteht, wird in diesem Fall nicht abgegeben, sondern kann wieder bis zu unserem Gehirn aufsteigen. Dadurch stärkt sie unser Energiefeld, gibt uns inneren Frieden und Gesundheit, aktiviert jede Menge Lebensfreude und hilft, dass wir uns unserer Spiritualität öffnen können. Der Kreis schließt sich. Wir heilen und werden eins.“

„Aber wie schaffe ich es von der ersten zur zweiten Phase zu kommen?“, fragte Ralf.

„Einfach durch bewusste Entspannung!“, antwortete Peter.

„Durch Entspannung?“ Ivonne sah ihn erstaunt an.

„Ja, denn normalerweise spannen wir uns beim Sex immer mehr an und bauen einen Druck auf, den wir dann beim Orgasmus explosionsartig zum entladen bringen. Das bedeutet Arbeit bis hin zu Stress, über den hauptsächlich viele Männer, wenn sie ehrlich sind, klagen. Man muss tun und tun, um das Ziel zu erreichen. Ja, der Fokus ist immer auf das Ziel gerichtet, das es zu erfüllen gibt, nämlich, dass möglichst beide einen Orgasmus haben. Dann ist alle Energie schlagartig weg und die meisten Männer wollen nur noch Ruhe. Dafür gibt es auch eine biologische Erklärung. Mit der Ejakulation gibt der Mann seinen Samen ab. Dieser muss schnellstmöglich wieder nachgebildet werden, um die Fortpflanzung zu gewährleisten. Das läuft zwar völlig unbewusst ab, kostet aber in diesem Moment alle Energie des männlichen Körpers.“

„Fühlt man sich deshalb hinterher so entspannt!“, fragte Ralf.

„Ich würde eher sagen, man fühlt sich matt. Viele verwechseln das mit entspannt sein. Aber es ist Mattigkeit. Die selbe Mattigkeit, die wir nach einem schweren Essen verspüren, wenn der Magen alle Energie des Körpers zum Verdauen braucht. In vielen Beziehungen führt das häufig zu Problemen, weil die Frauen, die sich noch weiter Nähe wünschen, oftmals nicht verstehen können, dass die Männer lieber alleine sind und ihre Ruhe wollen."
Ivonne lächelte Ralf liebevoll an. „Ich verstehe dich jetzt besser!"
Bevor Ralf antworten konnte, fuhr Peter fort: „Wenn wir unseren Fokus auf die Entspannung legen und im Hier und Jetzt bleiben, ohne an ein Ziel zu denken, kommen wir automatisch in die zweite Phase. Der Kreis schließt sich und die Energie stärkt uns."
„Wie nimmt man das denn wahr?", wollte Ivonne wissen.
„Das ist total unterschiedlich", antwortete Christina. „Manchmal fühlt man einen starken aufsteigenden Fluss im Körper oder man sieht vor dem inneren Auge ein wundervolles goldenes Licht fließen. Es zeigt sich aber auch als gleichmäßiges Pulsieren oder in Form von unendlicher Ruhe und Stille. Auf jeden Fall fühlt man sich immer wie frisch aufgeladen, entspannt, verjüngt, ja fast wie neu geboren, ausgeglichen, gestärkt und friedlich."
„Mmh, das hört sich gut an!", sagte Ivonne verträumt.
„Es ist unsagbar gut!", schwärmte Christina.
„Ich bin ja mit meinem Schatz, obwohl wir uns nicht so oft sehen können, seit dem Urlaub auch fleißig am Üben und kann deine Worte nur bestätigen", stimmte Ramona zu. „Micha hat dazu erst vor kurzem ein Gedicht verfasst, das die Atmosphäre, die dabei entsteht gut fühlbar macht."

## Mit dir verbunden

Völlig schwerelos und frei
lieg ich hier mit dir verbunden
Raum und Zeit sind einerlei
Stress und Kampf im Nichts verschwunden

Keine Scham und kein Tabu
stören dabei unser Streben
Angst und Zweifel finden Ruh
losgelöstes Liebesleben

Segensreiche Energie
strömt durch uns auf sanfte Weise
Leichtigkeit begleitet sie
Frieden offenbart sich leise

Freude, Spaß und Wohlgenuss
zaubern echte Glücksmomente
Harmonie im Überfluss
Hochgefühle ohne Ende

Herzen offen und sehr weit
die vertrauensvoll verweilen
Tief erfüllte Zweisamkeit
Seelen, die sich zärtlich heilen

Ivonne hatte mit geschlossenen Augen und den Kopf an Ralfs Schulter gelehnt intensiv Ramonas Worten gelauscht.
„Das fühlt sich ja himmlisch an", sagte sie verträumt. „Tief erfüllte Zweisamkeit und Hochgefühle ohne Ende!" Sie küsste Ralf auf die Wange. „Ja, mein Schatz, das wünsch ich mir!"
Ralf strich ihr liebevoll über den Kopf. „Ich mir auch, mein Engel!"
„Na, dann ist doch schon alles perfekt!", freute sich Christina. „Es ist wichtig, dass ihr beide euch einig seid, etwas ganz Neues auszuprobieren und zwar ohne Druck und Stress, ganz spielerisch leicht und vor allem mit Humor und offenem Herzen."
Ivonnes Augen glänzten. „Ich kann's kaum erwarten!"
Peter lachte und ergänzte: „Es ist aber auch ganz wichtig, Geduld zu haben. Bei aller Euphorie. Sonst kann sehr schnell Frust aufkommen!"
„Warum denn das?", fragte Ivonne.
„Das Problem ist, dass wir je nach dem, wie lange wir schon die herkömmliche Art der Sexualität praktizieren, in unseren Genitalien unsensibel geworden sind. Christina hat euch doch die Übung mit dem Armreiben gezeigt?"
„Oh ja, das hat sie!" bestätigte Ramona. „Das war auf die Dauer echt unangenehm!"
Peter nickte. „Und es macht unsensibel! Wenn wir nun auf die neue Art miteinander verschmelzen, kann es gut sein, dass wir erst mal gar nichts spüren. Wir müssen wieder sensibel für die feinen Energien werden. Aber keine Angst, selbst wenn wir schon dreißig Jahre die herkömmliche Sexualität leben, dauert es keine weiteren dreißig Jahre um wieder empfindsamer zu werden! Der Körper und die Seele sind sehr schnell bereit zu heilen, wenn wir das wollen!"

„Na, das ist ja zumindest ein Trost!“, meinte Ralf lachend. „Da besteht doch noch Hoffnung, mein Schatz. Meinst du nicht?“
Ohne auf Ralfs Worte zu reagieren sagte Ivonne nachdenklich: „Ich merke schon seit einiger Zeit, dass ich immer weniger spüre! Das hat mich sehr erschreckt, denn ich habe gedacht, dass mit mir irgendetwas nicht stimmt!“
„Da kann ich dich beruhigen! Mit dir stimmt alles!“, antwortete Christina. „Du bist vollkommen normal!“
Ivonne nickte. „Ja, das habe ich jetzt begriffen. Und dafür bin euch wirklich dankbar. Ich bin in Ordnung, so wie ich bin!“
„Das bist du!“, sagte Christina liebevoll.
„Das mit der Geduld ist eine große Falle, in die viele treten. Deshalb ist es mir sehr wichtig, dass ihr das wirklich verinnerlicht habt!“, wiederholte Peter noch einmal eindringlich. „Am Anfang kann es sein, dass man das Gefühl hat, es wäre total langweilig, weil man einfach kaum etwas wahrnimmt. Doch gerade dann heißt es dran bleiben und nicht gleich die Flinte ins Korn werfen!“
„Peter hat recht!“, bestätigte Christina. „Wir haben zuerst auch über einen längeren Zeitraum nichts gespürt. Hätten wir damals aufgegeben, könnten wir niemals all das erleben, was wir heute miteinander genießen dürfen. Gebt euch wirklich Zeit und bleibt mit Spaß und offenem Herzen dran! Es lohnt sich! Das kann ich nicht oft genug wiederholen!“
„Und habt keine Erwartung!“, ergänzte Peter. „Das ist für mich noch immer eine große Herausforderung. Wenn ich nämlich beim Verschmelzen erwarte, dass es heute wieder genauso toll wird wie das letzte Mal, werde ich das mit Sicherheit nicht erleben. Das durfte ich schon oft erfahren und habe es inzwischen begriffen.

Deshalb also nochmals: Mit Spaß, offenem Herzen, Geduld und ohne Erwartung!“

„Das hört sich nicht gerade leicht an!“, gab Ralf zu bedenken.

„Glaube mir“, antwortete Peter, „es ist genauso leicht, wie du dir das vorstellen kannst! Verstehst du, was ich meine?“

„Ja, sicher. Vom Kopf her auf jeden Fall!“ Ralf lachte. „Und genauer betrachtet habe ich natürlich, wenn ich das behaupte, schon wieder eine Erwartung!“

„Ihr verwirrt mich jetzt aber langsam“, sagte Ivonne unsicher.

„Das macht nichts“, beruhigte sie Peter. „Du brauchst gar nichts verstehen! Genieße einfach im Hier und Jetzt. Das ist wirklich schon alles!“

Ivonne zuckte mit den Schultern. „Wenn du meinst!“

„Stellt sich mir aber jetzt immer noch die Frage, wie das Ganze nun eigentlich vonstatten gehen soll. Ihr empfehlt: Erwartungslos und völlig entspannt. Wie macht ihr das denn dann?“, fragte Ralf. „Ich meine, ich will nicht in eurem Privatleben rumschnüffeln, aber mir ist leider noch nicht richtig klar, was ich nun tun soll!“

„Logisch“, antwortete Christina. „Dieses Wissen vermitteln wir halt viel ausführlicher in unseren Seminaren. Aber ich möchte trotzdem versuchen, das Grundlegendste kurz zu erläutern.

Wir beginnen, wenn wir uns verschmelzen wollen, damit, dass wir uns ganz leicht stimulieren. Es geht also nicht darum, uns wie früher sehr schnell in Erregung zu bringen, sondern jetzt ist es viel mehr ein achtsames Anregen. Enorm wichtig ist, dass dabei die Brüste der Frau sehr sanft und zart gestreichelt oder gehalten werden. Das kann die Frau selbst, aber auch ihr Partner machen. Ich habe das Ivonne schon erklärt.“

„Das mit der Polarität?“, unterbrach sie Ralf.
„Ja genau! Hat sie dir das erzählt?“
Ralf nickte.
„Gut, dann muss ich dazu nichts weiter sagen.“
Christina überlegte und fuhr nach einer kleine Pause fort: „Wenn die Frau spürt, dass sie bereit ist, sollte sie das ihrem Partner mitteilen. Nun sucht ihr euch eine Stellung, die es euch ermöglicht, über längere Zeit vereint zusammenzuliegen. Der Mann führt dann seinen Penis unendlich langsam in die Vagina der Frau ein. Ihr müsst für euch selbst herausfinden, wie das am besten vonstatten gehen kann. Hier gilt wieder der Grundsatz: Macht es mit Spaß und Leichtigkeit. Vergesst das nie! Peter und ich haben da einiges durchgemacht, weil uns keiner geraten hatte, es auch mit Humor zu tun. Wir nahmen alles viel zu ernst. Wenn es nicht gleich geklappt hat, gab es so manche Streiterei. Manchmal sind wir tobend aus dem Bett gesprungen. Das wollen wir jedem ersparen. Deshalb legen wir von vorne herein darauf Wert, euch und all den Menschen in unseren Seminaren unsere Fehler aufzuzeigen, um euch so zu helfen, sie zu vermeiden!“
„Was denn für Fehler?“, fragte Ivonne nach.
„Nun!“ Christina atmete aus. „Im Grunde sind es Kleinigkeiten. Aber entscheidende Kleinigkeiten, wie zum Beispiel, die Stellung. Ihr bewegt euch ja, wenn überhaupt, nur langsam und liegt über längere Zeit so beieinander. Da ist es ganz normal, vor allem auch am Anfang, wenn ihr noch unsensibler seid, dass die Erektion des Mannes an- und abschwillt. Wenn ihr dann ungünstig liegt, rutscht sein Penis unter Umständen einfach aus der Vagina heraus.“
Ivonne lachte.

„Ja, du lachst jetzt, das ist gut“, erklärte Christina. „Doch wenn dir das keiner sagt, kann das auch anders ausgehen. Da gibt es dann unter Umständen gegenseitige Schuldzuweisungen, wer dafür verantwortlich ist und wer was falsch gemacht hat. Gerade für den Mann ist das ein großes Problem, das zum Riesenstress werden kann, weil er von dem Anspruch geprägt ist, dass der Penis erigiert sein muss, und man der Frau sozusagen beweisen muss, dass man seinen Mann stehen kann. Da wir uns, wie ich schon sagte, weniger erregen wollen, bewegt der Mann den Penis nicht mehr so wie früher ständig hin und her. Die Reibung, die natürlich stimuliert, fällt also damit auch größtenteils weg. Wenn das Ganze wie gesagt dazu noch neu und ungewohnt ist, kann das für den Mann regelrecht zum Kampf werden. Also gerade das Gegenteil, von dem was wir wollen.“

Peter wandte sich an Ralf: „Es ist wirklich eine Erleichterung, wenn du dir das zu Herzen nimmst. Vergiss all die alten Programmierungen, die dir das Leben schwer machen. Du bist nicht nur dann ein richtiger Kerl, wenn du, um es salopp zu sagen, einen Dauerständer hast. Da wir oft eine Stunde oder mehr zusammen verschmolzen sind, ist es ganz normal, dass er an- und abschwillt. Christina findet das übrigens absolut genial, wenn er sich, wie sie sagt, erst langsam hochschlängelt und anschließend wieder etwas zurück zieht.“

„Ja, das fühlt sich echt fantastisch an!“, bestätigte Christina genießerisch lächelnd.

„Mir ist noch unklar, wie die Stellung aussehen könnte, in der wir so entspannt verschmelzen können, wie ihr es erzählt“, sagte Ivonne und sah Christina fragend an.

„Auch das lernt ihr in unseren Seminaren“, antwortete Christina. „Dort erklären und zeigen wir unsere Lieblingsposition. Bei der liegt die Frau auf dem Rücken mit angezogenen Beinen. Der Mann dreht sich sozusagen im rechten Winkel zu ihr auf die Seite. Nun bringen wir unsere Genitalien zusammen. Dazu legt die Frau, wenn sie links vom Mann liegt, ihr rechtes Bein auf die Beine des Mannes und ihr linkes Bein zwischen seine Schenkel. Ihr müsst das einfach ausprobieren. Möglicherweise findet ihr für euch auch noch etwas besseres. Es gibt dazu keine Norm. Es sollte nur so bequem sein, dass ihr dabei wirklich entspannen könnt. Für uns wäre es zum Beispiel nicht förderlich, wenn wir uns so verschmelzen wollten, wie das in vielen indischen Tantrafiguren dargestellt wird. Da schlafen mir nur vom Anschauen alleine schon die Beine ein.“

„Da hast du recht!“ Ivonne lachte. „Das wäre auch nichts für mich. Mensch, ich bin echt gespannt auf unsere nächsten Liebesnächte. Was das wohl wird? Meinst du wirklich, dass wir das auch hinbekommen, Christina?“

„Freilich, warum denn nicht! Wenn ihr es spielerisch und mit Spaß macht, sogar ganz leicht, glaube mir! Apropos Spaß: Peter hat unseren ersten Versuch mal humorvoll in einem Gedicht zusammengefasst. Wie gesagt, wir hatten das alles sehr sehr ernst genommen und deshalb natürlich dementsprechend unsere Erfahrungen gemacht. Doch hört selbst!“

## Stellungsspiel

Um, wie es im Buch beschrieben
uns ganz neu und mit Bedacht
zu verschmelzen und zu lieben
trafen wir uns heute Nacht

Eine Stellung wär mitunter
stand dort, wirklich optimal
denn man bliebe dabei munter
ohne Müh und ohne Qual

Also starteten wir beide
in der Hand das schlaue Buch
nach dem Abbild auf der Seite
nun auch gleich den Erstversuch

Ganz bequem auf ihren Rücken
legt sich erst die Frau im Nu
und der Mann dreht mit Entzücken
sich ihr seitlich liegend zu

Dann platziert er auch schon heiter
nun das obre Bein genau
zwischen die, so heißt es weiter
Schenkel seiner lieben Frau

Bleibt entspannt, denn das ist wichtig
rät man uns, es ist ein Spiel
alles, was ihr tut ist richtig
müht euch nicht und sucht kein Ziel

Irgendwann sind wir tatsächlich
miteinander in Kontakt
doch es wirkt sehr oberflächlich
ungemütlich und abstrakt

Statt dem friedlich zarten Fließen
spür ich Schmerz und Muskelkrampf
und so wird aus dem Genießen
bei uns bald ein echter Kampf

Für den Fall, so müsst ihr wissen
wird uns daraufhin erklärt
hat sich der Gebrauch von Kissen
immer schon sehr gut bewährt

Auf den Vorschlag hin verschwindet
meine Frau nun wie ein Zwerg
so, dass man sie kaum noch findet
unter einem Kissenberg

Auch um meinen Körper sitzen
bald die Kissen fest und dicht
dadurch komme ich ins Schwitzen
schnapp nach Luft und such nach Licht

Nein, so kann das hier nicht gehen
denk ich mir, beginn zu schrein
und mich unter lautem Flehen
heftig strampelnd zu befrein

Was nun kommt, möcht ich betonen
sind geprägt von Frust und Wut
endlos lange Diskussionen
wie man was am Besten tut

Spürt bewusst das Miteinander
ruf ich voller Ironie
Man, hier tobt ein Durcheinander
statt der großen Harmonie

Wollen die uns denn nur quälen
schimpft auch meine Frau sehr laut
weil sie dem, was die erzählen
gleichfalls nicht mehr richtig traut

Die Verzweiflung wird noch schlimmer
von Erfüllung keine Spur
streitend laufen wir im Zimmer
auf und ab in einer Tour

Worte fallen unter Tränen
Schuldzuweisung hin und her
bis, das möcht ich klar erwähnen
einer ruft: Ich kann nicht mehr

Wir verstummen und beginnen
uns im Stillen beide nun
wirklich ernsthaft zu besinnen
was wir da letztendlich tun

Das lässt uns sehr schnell erkennen
dass wir mit dem Kopf direkt
uns sofort in was verrennen
mit dem Ziel: Mach es perfekt

Drum beschließen wir und schwören
statt auf die Gedankenflut
nun auf unser Herz zu hören
denn das hilft und tut uns gut

Christina wischte sich die Tränen aus den Augen und Ivonne hielt sich den Bauch vor Lachen. Auch Ramona, Ralf und Peter lachten schallend.

„Leute, das war echt hart damals“, rief Peter.

„Ja, das war es wirklich!“ Christina schnappte nach Luft. „Oh man, wir zwei!“

„Was habt ihr denn mit den Kissen getrieben?“, wollte Ivonne wissen.

„Peter legt immer ein Kissen unter sein Becken und kann so bequemer liegen. Doch dazu haben wir auch erst unsere Erfahrung mit den Kissenbergen machen müssen. Weißt du, das sind halt die kleinen Hilfsmittel, von denen ich geredet habe. Da ich nicht gerade ein sehr schmales Becken habe, ist es für Peter gut, sich ein Kissen unterzulegen. Damit kann er sein Becken so platzieren, dass wir ganz leicht zusammenkommen.“

„Gibt es noch mehr Hilfsmittel?“, fragte Ivonne.

„Nun, da wir uns wie besprochen nicht so sehr in Erregung bringen wollen, aber trotzdem den Penis ganz zart und leicht in die Vagina einführen möchten, ist es hilfreich, die Penisspitze mit einem Tropfen eines biologischen Öls einzureiben, oder wenn ihr Kondome benutzt, mit einem entsprechenden Gleitmittel.“

„Mich beschäftigt noch das Thema Zeit“, erklärte Ralf. „Ihr redet davon, mindestens eine Stunde zu verschmelzen. Warum denn so lange?“

„Das habe ich mich am Anfang auch gefragt“, antwortete Peter. „Der Gedanke, eine ganze Stunde so nah mit meiner Partnerin entspannt zusammenzuliegen ohne mich groß zu bewegen, war fast unvorstellbar. Eine Stunde nichts tun! Absolut ausgeschlossen!

Schon, wenn ich daran dachte, begann es in meinem Körper überall hektisch zu zucken. Aber, ich muss sagen, es war viel leichter, als ich es mir vorgestellt hatte, denn wir merkten schon bald, das die Zeit bedeutungslos wird. Wir verbrachten manchmal eine Stunde zusammen und dachten, es waren höchstens zwanzig Minuten. Das Gleiche passierte auch umgekehrt. Man vergisst wirklich die Zeit. Natürlich ist das keine Pflicht mit der Stunde. Ihr könnt das gerne machen, wie ihr wollt. Schon zehn Minuten am Morgen können wunderbar und heilsam sein. Es wurde aber wissenschaftlich durch Versuche bewiesen, dass nach ungefähr einer halben Stunde ein besonderes Phänomen zustande kommt, wenn zwei Menschen auf diese Art und Weise verschmolzen sind. Dann beginnt sich nämlich ein Energiefeld um das Paar zu bilden, das Wissenschaftler im Laborversuch als hell strahlenden Lichtkreis sichtbar machen konnten. Das heißt, um diesen heilenden und meiner Ansicht nach spirituellen Energiekreis aufzubauen und zu genießen, sollten wir mindestens eine Stunde zusammen bleiben. Am Anfang ist es nach meiner Erfahrung auch von Vorteil, sich genügend Zeit zu nehmen, denn unser Körper braucht diese um zu heilen. Aber natürlich ist das alles nur eine Empfehlung. Schaut einfach selbst, was jeweils für euch dran ist."

Ralf nickte. „Ich danke dir, Peter und natürlich auch dir, Christina für eure Offenheit und eure Geduld. Das war sehr interessant und aufschlussreich. Vielen Dank!"

„Ja, das stimmt", bestätigte Ivonne. „Ich möchte euch auch von Herzen danken. Auch dir, Ramona für deine Gastfreundschaft."

„Ich wünsche euch alles Gute und ganz viel Erfolg", antwortete Christina.

„Und natürlich viel Spaß“, ergänzte Peter. „Ruft einfach an, wenn ihr noch Fragen habt.“

„Ich möchte gerne noch etwas zum Thema Zeit sagen, Ralf“, sagte Ramona. „Kann ich?“

„Ja, logisch!“, erwiderte Ralf.

„Du hast gefragt, warum mindestens eine Stunde, worauf Peter antwortete, dass es für ihn fast unvorstellbar war, so lange mit der Partnerin eng zusammenzuliegen.“

„Ja, genau“, bestätigte Ralf. „Das ist ja mein Problem!“

„Nun, ich habe die Erfahrung gemacht, dass gerade das für mich sehr heilsam war. Der Partner hilft mir nämlich zu heilen, indem er mir meine Begrenzungen aufzeigt. Gerade, wenn wir so eng zusammen sind, stellen wir uns diesen Themen und können sie dadurch erlösen. Es ist also ein Geschenk und nichts Negatives. Deshalb empfiehlt es sich, seinen Partner nicht anzugreifen, wenn sich dementsprechende Gefühle zeigen, sondern ihm dafür dankbar zu sein. Er hilft dir dabei, zu heilen! In diesem Zusammenhang ist mir ein Gedicht von Micha eingefallen, das sich auch mit diesem Thema beschäftigt. Unser Partner ist der Mensch, der uns auch die meisten unserer dunklen Seiten aufzeigt. Dafür sollten wir ihm wie gesagt wirklich danken und ihn nicht ablehnen! Micha beschreibt das mit dem Thema Urlaubszeit. Hier gibt es meistens auch keine Flucht mehr vor den Themen, die im Alltag immer schön verdrängt werden können. Ich les euch die Geschichte zum Abschluss unseres schönen Abends noch vor.“

# Oh du schöne Urlaubszeit

Jeder findet, das ist klar
Urlaub einfach wunderbar
und so rufen wie von Sinnen
wenn die Ferien beginnen
alle Menschen weit und breit
Oh du schöne Urlaubszeit

Endlich mal den ganzen Tag
das nur tun, was man auch mag
und dazu vor allen Dingen
mit dem Partner Zeit verbringen
in entspannter Zweisamkeit
Oh du schöne Urlaubszeit

Vierundzwanzig Stunden Glück
ohne Pause, ganz am Stück
wo wir singen, tanzen, lachen
alles nur gemeinsam machen
denn nun ist Gelegenheit
Oh du schöne Urlaubszeit

Engumschlungen steht man grad
morgens schon zu zweit im Bad
teilt sich dann gleich Badewanne
Frühstücksei und Kaffeekanne
und den Einkauf hilfsbereit
Oh du schöne Urlaubszeit

Zieht vereint durch Stadt und Land
hält sich dabei stets die Hand
und tut so bei allem eben
ständig aneinander kleben
bis der erste plötzlich schreit
Oh du schöne Urlaubszeit

Ja, auf einmal hält oh Graus
man die Nähe kaum noch aus
darum wechselt auch schon bald
Umgangston und Spaßgehalt
in Verstimmung, Frust und Streit
Oh du schöne Urlaubszeit

Viele flüchten, machen zu
wollen nur noch ihre Ruh
wünschen sich sogar als Wende
dass der Urlaub endlich ende
illusionslos und entzweit
Oh du schöne Urlaubszeit

Doch das bräuchte keiner mehr
wüsste jeder nur, dass er
all das, was er da empfindet
so erkennt und überwindet
trägt aus der Vergangenheit
Oh du schöne Urlaubszeit

Deshalb wär es wirklich gut
hier mit Liebe, statt mit Wut
für das Öffnen dieser Schranken
seinem Partner noch zu danken
denn das löst, heilt und befreit
Oh du schöne Urlaubszeit

„Ach, irgendwie habe ich noch gar keine Lust zu gehen“, sagte Ivonne und seufzte. „Es ist so schön und so interessant mit euch.“ Dann wandte sie sich grinsend an Christina: „Du hast doch sicher noch etwas vergessen, was du uns unbedingt mit auf den Weg geben willst!“

Christina lächelte. „Da gibt es mit Sicherheit noch vieles zu erwähnen. Wie gesagt, unser Einführungsseminar geht über ein ganzes Wochenende. Das heißt zwei Tage lang jede Menge praxisnahe Informationen und Wahrnehmungsübungen, die euch für das neue Bewusstsein öffnen.“

„Was macht man denn bei diesen Übungen? Kannst du mal ein Beispiel nennen?“

Ralf unterbrach sie: „Ivonne, du kannst aber auch nie genug bekommen! Lass doch die zwei jetzt in Ruhe! Sie haben uns nun so viel erzählt!“

Ivonne blickte Ralf an: „Du meinst wohl, ich sei unverschämt?“

„Ja, das finde ich schon!“

„Ok, aber das ist echt dein Problem!“

„Das war ja klar, dass du das sagst!“

„Stop, Stop, Stop!“ rief Christina. „Das bringt doch nichts. Wir sind alle erwachsene Menschen und können für uns sorgen. Für mich ist es total in Ordnung, wenn du deine Fragen stellst, Ivonne. Ich würde das genauso tun. Des weiteren bin ich so frei, es zu sagen, wenn ich nicht mehr will. Es ist das Wichtigste überhaupt, auch beim Verschmelzen, dass jeder für sich sorgt und das auch dem anderen zubilligt. Dazu ist es natürlich nötig, dass wir miteinander reden. Aber ohne Schuldzuweisungen und Vorwürfe. Das Beste ist, wenn jeder dabei nur seine Gefühle wiedergibt.

Da fällt mir ein, dass wir über das Thema fühlen noch nicht so viel gesprochen haben. Es ist das Allerwichtigste überhaupt. Dazu gibt es eine tolle Übung aus unserem Seminar:
Wir schließen die Augen, kommen zur Ruhe und begeben uns in eine leichte Entspannung. Dann leiten wir unsere ganze Aufmerksamkeit nach innen zu einem Platz, der sich wie ein Zuhause anfühlt und in uns Wohlbefinden und Ruhe auslöst. Von diesem Ort aus richten wir das Bewusstsein nun zu unseren positiven Polen. Als Unterstützung ist es am Anfang förderlich, wenn wir dazu unsere Hände auf diese Körperteile legen. Also die Frauen auf ihre Brüste und die Männer auf den Penis. Aber achtet darauf, dass die Berührung ganz sanft ist. So, als ob ein Schmetterling sich darauf niederlassen würde.
Nun gibt es nichts weiter zu tun, als erwartungslos zu beobachten. Am Anfang kann es gut sein, dass ihr gar nichts wahrnehmt. Das haben wir jetzt schon zur Genüge besprochen. Doch vielleicht spürt ihr ja auch gleich etwas. Das kann ein ganz zartes Fließen sein, oder ein leichtes Pulsieren. Wie gesagt, da gibt es keine Norm. Bleibt mit eurer Aufmerksamkeit bei diesem Gefühl und beobachtet es. Versucht nichts zu forcieren oder zu kreieren. Genau das macht ihr auch, wenn ihr miteinander verschmolzen seid. Was ihr so spüren könnt, ist das Strömen der Energie in euch selbst. Die Fließrichtung bei der Frau geht von den Brüsten zur Vagina. Bei den Männern ist sie gerade umgekehrt, nämlich vom Penis, genauer gesagt von dem Punkt zwischen Penis und Anus, hoch zum Herzen. Diese Übung ist sehr wichtig. Man nennt sie Verschmelzen der inneren Frau mit dem inneren Mann, oder kurz gesagt: Innerer Sex. Auf diese Weise können wir auch ohne

Partner die Energie in uns aktivieren und genießen. Das macht uns unabhängig.

Wenn wir nun miteinander verschmelzen, gibt es einen gemeinsamen Energiekreis, der mit der Zeit auch immer deutlicher spürbar wird. Dabei fließt die Energie vom Penis in die Vagina. Die Männer konzentrieren sich aber wieder nicht auf den Penis direkt, sondern auf den besagten Punkt. Achtet darauf, dass ihr dort entspannt seid. Beim herkömmlichen Sex spannen die Männer diesen Punkt meistens an."

„Man kann das gut spüren, indem man den Muskel ganz bewusst ein paarmal zusammenzieht und wieder loslässt", fügte Peter hinzu.

„Genau!", bestätigte Christina. „Die Energie fließt dann in der Frau weiter bis zu ihren Brüsten, von dort zum Herzen des Mannes und wieder zurück in seinen Unterleib.

Die Frauen sollten sich bewusst auf das Nehmen konzentrieren und die Männer auf das Geben. Das ist gerade in der heutigen Zeit bei vielen in Vergessenheit geraten. Doch nur auf diese Weise kommt aber der Mann wieder in seine Männlichkeit und die Frau in ihre Weiblichkeit. Habt ihr das verstanden?"

Ralf und Ivonne nickten.

„Gut, dann habt ihr ja jetzt schon einiges Wissen und könnt loslegen", antwortete Christina und lächelte.

„Wollen wir uns zum Schluss diesem Fluss in uns noch ein wenig widmen!", fragte Ramona.

„Wenn ihr wollt!", antwortete Christina. „Von mir aus gerne!"

Alle bejahten und Christina begann.

„Gut, dann schließt also eure Augen und atmet tief und ruhig bis in euren Bauch.

Sucht euch einen Ort in eurem Inneren, an dem ihr euch richtig wohl und geborgen fühlt. Spürt wie ihr immer entspannter werdet."
Sie machte eine Pause.
„Legt nun eure Hände ganz vorsichtig auf euren positiven Pol und beobachtet, was geschieht. Wichtig ist, dass ihr dabei völlig locker und entspannt bleibt. Setzt euch nicht unter Druck, etwas fühlen zu müssen. Es gibt nichts zu tun. Bleibt im Hier und Jetzt und beobachtet."
Wieder hielt sie einen Moment inne um dann mit leiser Stimme fortzufahren.
„Vielleicht spürt ihr ja schon ein zartes, leichtes Fließen oder ein Pulsieren. Vielleicht fühlt ihr aber auch nur Ruhe und Frieden in euch. Das ist alles vollkommen in Ordnung so!"
Sie wartete ungefähr fünf Minuten, bevor sie wieder zu reden begann.
„Gut, und nun nehmt wieder ein paar tiefe Atemzüge und kommt langsam und bewusst wieder hier her zurück. Wenn der Zeitpunkt für euch richtig ist, dann öffnet eure Augen."
Christina schaute sich um. „Alle wieder da?"
Ralf, Peter und Ramona nickten und Ivonne bestätigte ihre Frage mit einem langgezogenen genussvollen „Ja".
„Und wie war es für euch?" wollte Christina wissen.
„Ich habe nichts besonderes gespürt", antwortete Ralf. „Aber es war ok, denn ich habe auch nichts weiter erwartet."
„Das kommt!" Peter nickte ihm aufmunternd zu.
„Für mich war es ganz unterschiedlich", erzählte Ivonne. „Zuerst hatte ich das Gefühl, als würde sich mein Unterleib ganz weit ausdehnen, nachdem ich begann meine Brüste zu berühren.

Als ich dann jedoch genauer hin spürte, war das Gefühl wieder weg und es folgte eine kurze Phase, bei der ich mein Herz deutlich schlagen hörte.
Dann konzentrierte ich mich erneut auf das Fließen und fühlte ein ganz leichtes Pulsieren in meinem Unterleib."
„Na, da ist doch schon sehr viel passiert", sagte Christina begeistert.
Ivonnes Augen strahlten.
„Ich habe den Fluss zuerst wirklich ganz schön und erfüllend wahrgenommen", beschrieb Ramona ihre Erfahrung. „Doch dann habe ich auf einmal unglaubliche Sehnsucht nach meinem Schatz bekommen."
Christina nahm ihre Hand und schaute sie liebevoll an. „Morgen siehst du ihn ja!"
Ramona lächelte. „Er hat mir heute wieder so ein liebes Gedicht geschickt, das er für mich geschrieben hat."
„Dürfen wir das noch hören?" rief Ivonne neugierig. „Dann werden wir auch ganz artig nach Hause gehen!"
Alle lachten und Ramona nahm das Blatt mit dem Gedicht wie einen wertvollen Schatz, faltete es auseinander und begann zu lesen.

## Immer wenn ich an dich denke

Immer wenn ich an dich denke
wird es warm in meiner Brust
Wenn mein Sinn ich auf dich lenke
fühl ich echte Lebenslust

Immer wenn ich dir begegne
lacht und jubelt es in mir
Wenn ich sanft dein Dasein segne
fühl ich mich ganz nah bei dir

Immer wenn ich dich betrachte
strahlt begeistert mein Gesicht
Wenn ich deine Schönheit achte
glänzt du hell im goldnen Licht

Immer wenn ich dich beschreibe
find ich Worte zart und fein
Wenn ich dann beim Schwärmen bleibe
fällt mir so viel Gutes ein

Immer wenn ich dich berühre
schlägt mein Herz mit Hochgenuss
Wenn ich deinen Körper spüre
fließt das Glück im Überfluss

Die ersten Kilometer der Heimfahrt steuerte Ralf den Wagen wortlos durch die Nacht. Ivonne hatte es sich neben ihm auf dem Beifahrersitz bequem gemacht und starrte ebenfalls still vor sich hin. Nach einiger Zeit schaute sie Ralf an und fragte: „Und, was denkst du jetzt?"

Ralf zuckte mit den Schultern und antwortete: „Weiß ich auch nicht so genau. Irgendwie ist alles durcheinander in meinem Kopf."

Ivonne nickte. „So geht es mir auch. Aber gleichzeitig bin ich total aufgeregt. Meinst du denn, dass das was für uns ist? Könntest du dir vorstellen, diese stille Liebe, wie sie Christina auch bezeichnet, mit mir zu leben?"

Ralf blickte sie kurz an. „Was heißt: Mit dir leben? Willst du nur noch das machen? Nur still zusammenliegen ohne Orgasmus und so?"

„Keiner hat gesagt, dass wir uns nicht mehr bewegen dürfen und nie wieder einen Orgasmus haben können!", erwiderte Ivonne. „Also ich finde, wir sollten es zumindest ausprobieren und ich möchte das auf jeden Fall unbedingt tun! Was haben wir zu verlieren? Du hast doch heute Abend auch bejaht, dass der alte Sex, oder wie immer du es nennen möchtest, oftmals sehr stressig ist!"

„Ja, das habe ich", bestätigte Ralf. „Gut ausprobieren will ich es auch. Das ist klar!"

„Ach mein Schatz, mir fällt ein Stein vom Herzen!", rief Ivonne glücklich und küsste ihn auf die Wange. „Du bist einfach der Beste! Ich bin so froh, dass du mitgekommen bist!"

Ralf lächelte. „Das ist doch selbstverständlich!"

„Nein", erwiderte Ivonne. „Das ist es mit Sicherheit nicht!

Deshalb möchte ich dir dafür von ganzem Herzen danken, mein Liebling."

„Aber es gibt trotzdem viele Dinge, die mir noch nicht klar sind und die ich mir auch ganz ehrlich gesagt nur schwer vorstellen kann", erklärte Ralf nach einer kurzen Pause.

„Was denn zum Beispiel?"

„Na, gerade das Thema Zeit! Da reden die von einer Stunde und mehr und dann auch noch so oft wie möglich! Ich frage mich, wann wir das machen wollen."

„Wir könnten zum Beispiel so manchen langweiligen Fernsehabend streichen und etwas weniger im Internet herum klicken", antwortete Ivonne „Oder auch anstatt uns abends nur auf der Couch auszustrecken, zusammen ins Bettchen kuscheln. Wenn wir es genau betrachten, machen wir so viele unnötige Dinge. Die Zeit, die wir dafür aufbringen, könnten wir also problemlos sinnvoller nutzen!" Sie legte ihre Hand in seinen Schoß. „Findest du nicht?"

„Ich sehe schon", sagte Ralf grinsend, „du hast auf alles Antworten und überzeugende Argumente."

„Ja, das habe ich", bestätigte Ivonne mit verführerischer Stimme. „Und bei dem, was ich da so in meiner Hand spüre, scheinen sie ja auch anzukommen!"

Ralf grinste noch mehr und schüttelte den Kopf. „Man oh man, du bist so ein Luder!"

„Und ich schäm mich nicht mal mehr dafür!" Sie lachte. „Wie heißt das: Ist der Ruf erst ruiniert, lebt sich's völlig ungeniert. Ja, das möcht ich auch mit dir! Ganz ungeniert und ohne Tabus genießen! Ich finde es echt toll von Christina und Peter, dass sie diesen negativen Beigeschmack aus der Sexualität nehmen und sie stattdessen als etwas ganz Natürliches, Reines und Unschuldiges präsentieren. Dadurch ermöglichen sie uns, dass wir unsere Begrenzungen aufheben und echte Erfüllung erfahren können."

Ralf nickte. „Da hast du wirklich recht! Es ist schon unglaublich, was da zwischen den Menschen in diesem Bereich abgeht. Deshalb hat es mir auch gefallen, als die beiden gesagt haben, dass wir auf diese Art Frieden in uns finden. Das hieße ja dann auch, dass wir so zu friedlichen Beziehungen kommen können. Schließlich ist die Sexualität, wenn es die Menschen ehrlich zugeben, der häufigste Trennungsgrund von Beziehungen. Gleichzeitig wird sie schon immer als Druck- und Machtmittel missbraucht."

Ivonne lachte. „Da fällt mir die Geschichte mit den Kopfschmerzen ein, die nicht wenige Frauen beherrschen. Wenn der Partner nicht das macht, was man will, hat man einfach kurzfristig Kopfschmerzen und der Sex fällt aus!"

„Dazu hat mir ein Kollege vor ein paar Tagen die Lösung mittels eines Witzes geliefert", entgegnete Ralf. „Wenn der Mann abends mit seiner Frau ins Bett geht, reicht er ihr gleich als erstens eine Kopfschmerztablette. Sie schaut ihn höchstwahrscheinlich verwundert an und sagt: Was soll ich damit? Die brauch ich nicht! Daraufhin kann der Mann antworten: Gut, dann können wir ja Sex haben."

Ivonne und Ralf lachten. Nach ein paar Minuten fragte Ivonne: „Spürst du meine Hand?

Ralf nickte still und Ivonne fuhr fort: „Ich habe gerade an die kleine Entspannung von Christina gedacht und festgestellt, dass man die auch super beim Autofahren machen kann.

Natürlich als Fahrer mit offenen Augen! Ich fühle jedenfalls ein wohliges Kribbeln in meinem Unterleib, seit ich dich berühre. Wenn du das bei dir genauso wahrnimmst, musst du nichts weiter tun, als es entspannt zu beobachten."

„Ist das die Energie, von der die beiden gesprochen haben?"

„Ich denke schon", sagte Ivonne. „Aber ich finde, das Wichtigste ist doch, dass man überhaupt etwas spürt. Nun heißt es ohne ein Ziel und eine Absicht nur wahrzunehmen. Spüre einfach dieses Kribbeln, Fließen oder Pulsieren in deinem positiven Pol."

Sie wartete ein paar Minuten und wandte sich dann abermals an Ralf: „Und wie ist es?"

„Kann ich jetzt nicht genau sagen! Muss mich ja auch noch aufs Fahren konzentrieren!" erwiderte Ralf kurz.

Ivonne bemerkte, dass er etwas genervt reagierte. Deshalb stellte sie keine weiteren Fragen, lehnte sich in ihrem Sitz bequem zurück und legte ihre Hände federleicht auf ihre Brüste. Dann atmete sie tief aus und ließ dabei so gut es ging alle Anspannung los. Sie bemerkte, dass ihr Körper sehr schnell zur Ruhe kam, während jedoch in ihrem Kopf weiterhin ein wildes Durcheinander herrschte. Ein Gedanke jagte den anderen. All das Neue, das sie in den letzten Stunden erfahren hatte, drehte sich mit vielen Fragen, die dazu gleichfalls in ihr aufkamen, im Kreis: Werden sie es schaffen, diese neue Art der Sexualität in ihr Leben zu integrieren? Wie wird es sich anfühlen? Wird Ralf das wirklich mitmachen? Was denkt er jetzt wohl gerade? Wie sollte sie sich ihm gegenüber in Bezug auf dieses Thema verhalten? Wie genau ging die Stellung, die Christina erklärt hatte? Was sollten sie alles beachten? Wie wird sich das auf ihre Beziehung auswirken?

Plötzlich bremste Ralf und sagte: „Aufwachen, wir sind zuhause!"
Ivonne antwortete: „Ich habe nicht geschlafen. Ich hatte nur die Augen zu und habe nachgedacht."
Sie stiegen beide aus und gingen in ihre Wohnung. Dort ließ sich Ralf gleich auf die Couch fallen. „Man, das war ein Abend! Ich bin todmüde!"
Ivonne setzte sich neben ihn und nahm seine Hand. „War es so anstrengend für dich, mein Liebling?"
Er schüttelte den Kopf. „Ne, anstrengend war es eigentlich nicht. Aber ich fühl mich trotzdem irgendwie, als wären Jahre vergangen. Gleichzeitig geht in meinem Kopf alles drunter und drüber!"
„Das verstehe ich! Mir geht's genauso!", antwortete Ivonne. „Aber ich glaube, das ist ja auch normal!"
„Und jetzt?" Ralf sah sie fragend an.
„Na, jetzt wäre es wohl das Beste, wir würden einfach das umsetzen, was sie uns erklärt haben", erwiderte Ivonne und küsste ihn zärtlich.
„Mir ist aber einiges noch nicht richtig klar", erklärte Ralf. „Was ist, wenn wir es nicht hinbekommen? Vielleicht sollten wir uns erst noch besser informieren!"
„Ich glaube, wir sollten mit dem beginnen, was wir wissen und uns nicht schon vorher wieder irgendwelchen Stress machen! Viele der Fragen klären sich so bestimmt. Ramonas Freund Michael schreibt dazu in einem seiner Bücher einen schönen Text."
Sie holte ein Buch aus dem Bücherregal und schaute ins Inhaltsverzeichnis. „Das Tun", murmelte sie, schlug eine Seite auf und sagte: „Hier hör selbst. Es geht darum, dass wir anstatt ewig zu fragen, einfach ins Tun kommen. Nur das bringt uns voran!"

# Das Tun

Mein lieber Lehrer, schau ich war
bei deinem letzten Seminar
und hörte dort von tollen Dingen
die mir, hieß es, Erfüllung bringen

Begeistert nahm ich alles auf
und ließ dem Ganzen seinen Lauf
Doch frag ich mich: was kommt denn nun
Nun musst du es halt nur noch tun

Gut, aber erst heißt es verstehn
man muss doch langsam vorwärts gehn
weil, wenn wir irgendwas begreifen
braucht es ja auch noch Zeit zum reifen

Ist das nicht richtig, sag es mir
damit ich mich da nicht verlier
Was folgt als nächster Schritt denn nun
Nun musst du es halt nur noch tun

Ja klar, das ist mir schon bekannt
und liegt natürlich auf der Hand
Obzwar, das möchte ich betonen
es sollte sich letztendlich lohnen

Drum denke ich, man braucht dafür
ganz sicher auch etwas Gespür
Ist das erfüllt, frag ich was nun
Nun musst du es halt nur noch tun

Bestimmt weißt du, wie das so ist
dass man sehr vieles schnell vergisst
Des weitren fehlt es oft an Zeit
und mangelt an Gelegenheit

Auch will man gern und zweifelt schlicht
Es ist zu schwer, das schaff ich nicht
was meinst in diesem Fall du nun
Nun musst du es halt nur noch tun

Das klingt zwar leicht, ich geb es zu
doch trotzdem find ich keine Ruh
und fühl mich mit dem ganzen Wissen
vollkommen hin- und hergerissen

So schreit in mir, das ist kein Scherz
mal mein Verstand und mal mein Herz
Was hilft bei diesen Kämpfen nun
Nun musst du es halt nur noch tun

Jetzt werd ich aber wirklich laut
Wenn man sich einfach nur nicht traut
ich kann mich doch nicht ständig zwingen
und über meine Schatten springen

Das meinst du anders, hab ich recht
man, ich kapier das manchmal schlecht
drum frag ich nochmals klar: Was nun
Nun musst du es halt nur noch tun

Nun gut, es hat wohl keinen Zweck
du bleibst dabei, drum ruf ich keck
du scheinst, das kann man deutlich sehen
ja über all dem hier zu stehen

Erklärst ganz locker und entspannt
egal was ich für Gründe fand
auf meine Frage: Was kommt nun
Nun musst du es halt nur noch tun

Genau, denn wer sich selbst bewegt
und nicht nur endlos überlegt
der ist sein eigner Wegbereiter
und kommt so automatisch weiter

Plötzlich klingelte das Telefon.
„Um diese Zeit!", rief Ivonne verwundert und meldete sich.
Sie hörte Ramonas lachende Stimme. „Hi, ich bin es, der Nachtgeist! Seid ihr schon lange zuhause?"
„Nein", antwortete Ivonne. „Vielleicht eine Viertelstunde."
„Ich weiß, es ist schon spät!", redete Ramona weiter. „Christina ist noch etwas eingefallen, was sie euch unbedingt erklären möchte, bevor ihr ins Bettchen kuschelt. Ich geb dich mal weiter!"
Christina meldete sich: „Hallo Ivonne, hier ist Christina. Hast du kurz Zeit?"
„Klar!", erwiderte Ivonne. „Was möchtest du uns denn mitteilen?"
„Ich habe etwas Wichtiges vergessen. Wenn ihr euch verschmelzt, kann es sein, dass du plötzlich an einer Stelle in deiner Vagina einen Schmerz verspürst."
Ivonne erschrak. „Warum denn das?"
Christina bemerkte ihre Reaktion und beruhigte sie: „Du musst nicht erschrecken! Das ist überhaupt nichts Schlimmes und es geht auch sehr schnell vorbei! Der Grund ist, dass sich all das, was wir erleben, in unserem Gewebe abspeichert. Das kennst du vielleicht von verschiedenen Massagetechniken. Gerade im Bereich Sexualität haben wir ja fast alle schon irgendwelche negativen Erfahrungen gemacht und die sitzen nun in uns fest. Wenn wir jetzt auf diese neue sensible Art Liebe miteinander machen und der Mann seinen Penis unendlich langsam in die Vagina einführt, berührt er automatisch auch solche Punkte. Fühlt sich eine Stelle plötzlich unangenehm an, dann bitte deinen Schatz, dass er seinen Penis einen Millimeter zurückzieht und dort still und bewegungslos wartet.

So kann sich dieses Gefühl auflösen. Es ist möglich, dass dir währenddessen Tränen kommen oder dass du lachen musst. Das ist alles vollkommen in Ordnung!"

„Löst sich das Gefühl dann wirklich auf?", wollte Ivonne wissen.

„Ja", antwortet Christina. „Dadurch, dass der Mann Platz macht, indem er sich etwas zurückzieht, entsteht ein Heilungsraum und dieser Bereich kann heilen."

„Ist der Schmerz danach ganz weg?"

„Noch besser sogar! Ich persönlich habe die Erfahrung gemacht, dass diese Stellen hinterher oftmals wunderbare Lustpunkte werden."

„Das ist ja interessant, was da alles passieren kann", sagte Ivonne. „Ich bin echt begeistert! Da ist der Penis auch noch so etwas wie ein Heilstab!" Sie lachte.

„So ist es", antwortete Christina.

„Aber auch der Mann kann solche Heilungsprozesse erfahren. Bei ihm macht sich das zum Beispiel durch Brennen oder anderem Unbehagen meistens an der Spitze des Penis bemerkbar. In diesem Fall ist es ebenfalls unendlich wichtig, dass ihr genauso zusammenbleibt, weil nur durch die liebevolle Berührung Heilung geschehen kann.

Macht euch immer wieder klar, dass das alles alte Verletzungen sind, die sich auf diese Weise lösen. Das möchte ich noch einmal ganz deutlich betonen.

Genauso solltet ihr stets daran denken, dass die Emotionen, die dabei beim anderen freigesetzt werden können, nichts mit euch als Partner zu tun haben, sondern ganz alleine zu dem gehören, der sie in diesem Moment erlebt.

Weiterhin ist es notwendig, dass ihr eurem Partner die Zeit lasst, die er für seinen Prozess benötigt und ihn darüber hinaus gleichzeitig unterstützt, indem ihr mit offenem Herzen liebevoll präsent bleibt.
So könnt ihr beide beim Verschmelzen auf wunderbare Art und Weise heil werden und zusätzlich eure Beziehung immer mehr vertiefen.
Das war's, was ich euch noch sagen wollte. Ich wünsch euch beiden eine gute Nacht und vor allem viel Spaß!“
„Gute Nacht und herzlichen Dank“, erwiderte Ivonne.
„Was hast du da von Heilstab geredet?“, fragte Ralf neugierig.
Ivonne wiederholte ausführlich, was ihr Christina am Telefon erzählt hatte.
„Das wird ja immer besser!“, erwiderte Ralf hin- und hergerissen.
„Ich finde es richtig abenteuerlich!“, entgegnete Ivonne aufgeregt. Dann nahm sie nochmals das Buch von Michael, das vor ihr auf dem Tisch lag, schlug spontan eine Seite auf und rief: „Das passt wirklich genau!“
„Was passt?“ Ralf schaute sie an.
„Na, das Thema hier: Michael schreibt in diesem Gedicht, dass man Reichtum in ganz unterschiedlichen Bereichen auf vielerlei Arten erleben kann und ich finde wir wurden heute Abend sehr reich beschenkt!“

# Reichtum

Ich bin wirklich richtig reich
sprach voll Stolz ein alter Scheich
hab zehn Luxuslimousinen
und acht Frauen, die mir dienen

Ja, ich schwimme echt im Geld
reise um die ganze Welt
und schmück mich und die Verwandten
stets mit Gold und Diamanten

Liebe Frau, was bin ich reich
rief ein Mann, wenn ich vergleich
wie viel Menschen schon erfroren
weil sie Hab und Gut verloren

Ich dagegen sitz mit dir
im geheizten Zimmer hier
kann die Augen ruhig schließen
und die Wärme still genießen

Ach mein Schatz, ich bin so reich
wenn ich zärtlich, sanft und weich
wie ein Kind in seiner Wiege
fest in deinen Armen liege

Unsre Liebe ist famos
wunderbar und grenzenlos
und kann mir vor allen Dingen
völlige Erfüllung bringen

Meine Lieben, ich bin reich
das erkannte ich sogleich
als ich euch zur Mittagsstunde
alle traf in froher Runde

Denn wer so viel Freunde hat
den verwöhnt das Schicksal satt
und beschenkt ihn ohne Frage
so in jeder Lebenslage

Ich kann sagen, ich bin reich
wenn ich bastle, bau und streich
und mir meine Fähigkeiten
jede Menge Spaß bereiten

Es ist wunderbar allein
einfach kreativ zu sein
und das Können, Tun und Streben
ganz bewusst auch auszuleben

Glaubt mir nur, auch ich bin reich
meinte eine Frau noch bleich
weil ich die Erfahrung machte
die mir diese Krankheit brachte

Alles das, was uns passiert
bringt uns weiter, garantiert
ja, es will uns etwas lehren
und hilft Wissen zu vermehren

Ivonne gab Ralf einen zärtlichen Kuss und sagte: „Ich geh ins Bett. Kommst du mit?"

Er antwortete:" Ich möchte noch ein paar Minuten hier sitzen bleiben und meine Gedanken etwas sortieren."

„Gut, dann bis gleich", erwiderte Ivonne und ging ins Bad. Anschließend kuschelte sie sich nackt ins Bett.

Nachdem ihr wärmer geworden war, drehte sie sich auf den Rücken und legte ihre Hände ganz sanft auf ihre Brüste.

„So und jetzt keine Erwartung!", dachte sie. „Tief atmen und in den Körper spüren. Nichts forcieren. Alles geschehen lassen."

Nach einiger Zeit bemerkte sie irritiert, dass sie anstatt entspannt, total verkrampft im Bett lag.

„Nein", sagte sie zu sich, „so wird das nichts, denn auf diese Weise bin ich ja ständig damit beschäftigt, mich selbst zu kontrollieren. Aber gerade diese Kontrolle heißt es doch aufzugeben und loszulassen. Wie mach ich das jetzt nur? Was hat Christina gesagt? Einfach beobachten, oder nicht? Ich glaube das ist wirklich der Schlüssel. Also meine lieben Gedanken, macht euch eine schöne Nacht. Ich brauch euch heute nicht mehr! Jetzt ist nur noch fühlen angesagt!"

Sie atmete noch einmal tief aus und lenkte dann ihre Aufmerksamkeit direkt auf die Berührung ihrer Handflächen auf ihrem Busen. Bald schon bemerkte sie, dass erst ihre Hände und dann ihre Brüste warm wurden. Es schien so, als ob die Wärme über ihre Arme direkt in ihre Brust floss. Ja, es fühlte sich wirklich wie ein ganz sanftes, kribbelndes Fließen an. Noch während sie sich dessen richtig bewusst wurde, erkannte sie auch schon, dass das Gefühl dadurch noch intensiver wurde.

Ihre Brüste erschienen ihr auf einmal viel größer und fester.
„Man, so habe ich meinen Busen echt noch nie wahrgenommen", dachte sie erfreut.
Plötzlich zuckte sie zusammen. Es dauerte einen Moment, bis sie registrierte, dass sie wohl völlig unbemerkt mit ihrem Bewusstsein irgendwohin abgedriftet war.
„Macht gar nichts!", sagte sie zu sich selbst und lenkte die Aufmerksamkeit erneut zurück zu ihren Brüsten. Nach ein paar Minuten fühlte sie auch wieder den Energiefluss und bewunderte gleichfalls das intensive Gefühl, mit dem sie ihre Brüste wahrnahm. Mit der Zeit wurden ihre Arme aber immer schwerer. Doch auch dafür fiel ihr schnell eine Lösung ein.
„Macht es euch so bequem wie möglich und benutzt viele Kissen", hatte Christina gesagt. Also nahm sie zwei kleine Kissen und legte sie unter ihre Ellenbogen.
„Ja," dachte sie zufrieden, „das fühlt sich gut an." In dieser viel entspannteren Haltung erschien ihr der Energiefluss noch stärker zu werden. Dazu kam ein gleichmäßiges Pulsieren. Zeitweise hatte sie das Gefühl, als würden von diesem Pulsieren ausgehend einzelne Wellen durch ihren ganzen Körper strömen. Einmal in Richtung ihres Kopfes und ein anderes Mal bis in ihren Bauch. Doch immer, wenn sie begeistert darauf wartete, dass der letzte Impuls, den sie gespürt hatte, sich genauso wiederholen würde, geschah nichts mehr.
Wenn sie es dann aber schaffte, sich wieder völlig gelöst auf das Pulsieren in ihrer Brust einzulassen, dauerte es nicht lange, und sie wurde mit neuen kurzen Energiestößen beschenkt.
„Man, das ist ja interessant, was da alles passiert, wenn ich nichts

weiter tue, als meinen positiven Pol zu aktivieren, wie es Christina nennt", sagte sie zu sich selbst.
Gleichzeitig war sie Ralf jetzt sogar dankbar, dass er noch nicht mit ins Bett gekommen war. So hatte sie Zeit, diese Energie erst für sich selbst zu erforschen. Christina und Peter sprachen ja auch davon, dass jeder den Fluss unabhängig von einem Partner spüren und erleben kann. Nun, das hatte sie jetzt schon für den Anfang recht deutlich erfahren.
Genauso überraschend wie diese Energieimpulse auftraten, überkam sie auf einmal eine tiefe Dankbarkeit, die zusammen mit unendlicher Liebe direkt aus ihrem Herzen zu fließen schien. Ihre Augen füllten sich mit Tränen und ihr gesamter Körper begann zu vibrieren und zu zittern.
„Was für ein Glück! Was für ein Glück!", murmelte sie gerührt. „Was für ein Glück, dass ich das alles erfahren darf! Ja, das sind wahrhaftige Glücksgefühle."
So vollkommen überwältigt von all dem, was sie gerade erlebte, dachte sie: „Jetzt wäre es wunderschön, wenn Ralf kommen würde."
Fast im gleichen Moment ging die Tür auf und Ralf betrat das Schlafzimmer. Er legte sich zu ihr ins Bett.
„Tut mit leid", flüsterte er, „aber ich bin draußen auf der Couch eingeschlafen!"
„Das macht doch nichts", erwiderte sie liebevoll. „Es ist alles in Ordnung. Trotzdem freue ich mich natürlich, dass du nun da bist!"
„Was ist mit dir?", fragte er leise.
„Nichts! Ich bin einfach nur unendlich glücklich!"
„Über was?"
„Über das Leben. Über das, was wir heute Abend kennengelernt

haben. Über dich. Über mich. Halt über alles!"

Ralf nahm sie fest in seine Arme und küsste sie zärtlich. „Ich liebe dich. Du bist eine wunderbare Frau."

„Ich hab dich auch so lieb", flüsterte Ivonne ihm, von all den Gefühlen überwältigt, ins Ohr.

„Ich glaube, dieses Wochenende vergesse ich nicht so schnell! Kann ich dich noch etwas fragen?"

Ralf nickte. „Was möchtest du denn wissen?"

„Würdest du morgen mit mir dieses Verschmelzen ausprobieren?"

Ralf strich ihr sanft über ihren Kopf. „Ja, mein Schatz."

„Ich freu mich!", antwortete Ivonne glücklich und drückte sich noch fester an Ralf.

Es dauerte nicht lange und beide waren eng umschlungen eingeschlafen.

In dieser Nacht träumte Ivonne davon, dass sie einen weisen Mann traf, der ihr riet, ihr Glück zu fühlen und dadurch Erfüllung zu finden.

# Fühl dein Glück

Ich bat einst einen weisen Mann
mir einen Rat zu geben
zum Thema, was ich machen kann
um hier erfüllt zu leben

Möcht immerzu zufrieden sein
will jeden Tag genießen
und auch mein Herz soll ganz allein
vor Freude überfließen

In der Beziehung fühlt ich mich
sehr liebevoll verbunden
und im Beruf gäbs unterm Strich
dann nur noch Sonnenstunden

Bei den Finanzen, das ist klar
würd ich nie mehr verlieren
und selbst für die Gesundheit gar
könnt ich so profitieren

Genauso wird es, sagte er
mit Sicherheit geschehen
denn es ist wirklich gar nicht schwer
das wirst du gleich verstehen

Denk erst einmal entspannt und frei
an wunderschöne Sachen
die dich begeistern und dabei
noch richtig glücklich machen

Dann darfst du dich mit diesem Glück
ganz intensiv befassen
und es sehr langsam Stück für Stück
nun größer werden lassen

Fühl es bewusst in dir direkt
bis in die kleinste Zelle
und bald schon fließt es aufgeweckt
durch dich wie eine Welle

Behältst du diese Energie
bei allen Alltagsdingen
ja dann, so glaub mir, werden sie
dir mit Erfolg gelingen

Am nächsten Morgen im Büro hatte Ivonne große Mühe, sich auf ihre Arbeit zu konzentrieren. Immerzu musste sie an all das Neue denken, das sie in den letzten Tagen erfahren hatte.
Gleichzeitig fieberte sie aufgeregt dem gemeinsamen Abend mit Ralf entgegen.
Tausende Fragen gingen ihr durch den Kopf und schienen sie immer mehr zu verwirren.
„Wenn ich doch nur mit jemanden über all das sprechen könnte", dachte sie. „Das würde mir jetzt echt gut tun."
Im gleichen Moment fiel ihr ein, dass Ramona zu Hause sein musste, weil doch ihr Freund kommen wollte.
„Ein Versuch ist es wert", entschied sie und wählte Ramonas Nummer. Als diese sich tatsächlich meldete, hätte sie vor Freude laut schreien können. Da sie aber im Büro saß, hielt sie sich gezwungenermaßen zurück und sagte nur: „Ach bin ich froh, dass ich dich erreiche. Ich brauche gerade einfach jemanden zum reden. Hast du vielleicht etwas Zeit?"
„Ja, das habe ich", antwortete Ramona. „Was ist denn passiert?"
„Passiert ist eigentlich noch nichts!", entgegnete Ivonne.
„Was heißt eigentlich?", hakte Ramona nach.
„Na, Ralf und ich haben gestern nichts mehr zusammen gemacht, wenn du das meinst. Er ist auf der Couch eingeschlafen. Aber ich habe die Hände auf meine Brüste gelegt und ein paar interessante Erlebnisse gehabt." Sie erzählte Ramona genau, was sie alles gespürt hatte.
„Das ist doch fantastisch", rief diese. „Und das beim ersten Mal! Was willst du denn noch mehr? Man, du bist doch ein Naturtalent. Also ich finde das absolut klasse!"

„Vielen Dank für das Kompliment", erwiderte Ivonne stolz. „Das tut gut und genau das brauche ich jetzt, im Hinblick auf heute Abend!"

„Wieso, was ist denn heute?"

„Ich habe mit Ralf ausgemacht, dass wir uns heute Abend verschmelzen wollen. Oder besser gesagt: es zumindest probieren möchten."

„Na, wunderbar! Das ist doch ein Grund zur Freude!", sagte Ramona.

„Ja, sicherlich", pflichtete Ivonne ihr bei. „Doch gleichzeitig bin ich total durch den Wind und weiß gar nicht mehr, was ich tun soll und worauf ich achten muss! Des weiteren habe ich Angst, dass es nicht klappt und Ralf dann keine Lust mehr dazu hat. Ich möchte halt nichts falsch machen, weil ich in meinem Inneren spüre, dass ich diese Art der Sexualität leben möchte. Wenn Ralf das dann vielleicht nicht will, weiß ich nicht wie es weitergehen soll!"

„Meine Güte, Ivonne!", unterbrach sie Ramona. „Was machst du dir denn für einen Stress? Genau das wollen wir doch nicht mehr tun! Denk lieber an das Schöne! Freue dich darauf, all das mit deinem Schatz erleben zu dürfen. Ich glaube, der hat das gestern selbst ganz gut verstanden! Auch unsere Männern sind längst daran interessiert mehr Herzensenergie in die Sexualität zu bringen, da kannst du mir vertrauen."

„Meinst du?", fragte Ivonne.

„Ja, das meine ich. Christina und Peter haben gestern immer wieder darauf hingewiesen, dass es eine Übergangszeit gibt, in der man zuerst vielleicht gar nichts wahrnimmt. Deshalb ist es sehr wichtig, Geduld zu haben und nicht zu meinen, etwas mit Gewalt erreichen zu müssen. Wie haben sie gesagt: Mit Spaß und Humor entspannt zusammen beobachten. Du musst also im Grunde überhaupt nichts tun!“

„Aber wenn man nichts tut und eventuell nichts spürt, wird es doch womöglich gleich langweilig und dann besteht die Gefahr, dass man das Ganze abbricht!“

„Die Gefahr besteht wohl und ich denke, viele brechen deshalb leider ab, bevor sie überhaupt zum Ernten kommen. Aber wenn man sich von vorne herein wirklich bewusst macht, dass man dabei nichts zu verlieren, sondern nur zu gewinnen hat, muss das nicht geschehen! Das würde ich an deiner Stelle mit Ralf noch einmal ganz klar besprechen! Auch wenn es erst langweilig erscheint, wird die Belohnung kommen, sofern man dranbleibt! Ich kann dir das aus meiner eigenen Erfahrung bestätigen. Wir haben zuerst auch sehr wenig, um nicht zu sagen gar nichts gespürt. Doch allmählich wird das Fließen und Pulsieren immer stärker.“

„Ach, das hört sich gut an!“, bestätigte Ivonne erleichtert und fragte dann weiter: „Gibt es noch mehr solcher hilfreicher Tipps?“

„Worauf wir auch sehr viel Wert legen“, antwortete Ramona, „ist, dass wir uns schon, bevor wir überhaupt miteinander ins Bett gehen, von all dem reinigen, was wir den Tag über erlebt haben. Sollten wir zum Beispiel noch immer mit den Gedanken in irgendwelchen beruflichen Begebenheiten festhängen, oder Stress und Hektik verspüren, lösen wir uns davon mit Hilfe einer kleinen Meditation, sowie ein paar Atem- oder Entspannungsübungen, die uns zur Ruhe bringen. Genauso ist es möglich, zusammen ein Bad zu nehmen oder zu duschen und dabei all die Dinge aus dem Alltag loszulassen.

Bei Christina und Peter im Seminar lernt man auch schöne Partnerübungen, mit denen man sich aufeinander einstimmen kann. Manche Paare schütteln vorher kraftvoll ihre Körper oder tanzen. Vielleicht habt ihr Lust etwas hinaus in die Natur zu gehen oder genießt gemeinsam den Sonnenuntergang. Eurer Fantasie sind da keine Grenzen gesetzt. Von Vorteil ist einfach, dass ihr, noch bevor ihr euer Schlafzimmer betretet, ruhig werdet und in eure Mitte kommt. Findet gemeinsam zur Langsamkeit, denn dadurch kommt die Sensibilität zurück. Toll ist es weiterhin, wenn ihr es euch gerade in der Anfangszeit, aber selbstverständlich auch später, schön und bequem macht. Unser Schlafzimmer nennen wir inzwischen auch Liebestempel."

Ivonne lächelte. „Das hört sich aber schön an. Wie sieht denn so ein Liebestempel aus?"

„Wir mögen es ganz gemütlich und romantisch für alle Sinne", erklärte Ramona. „Deshalb zünden wir als erstens viele Kerzen an, die warmes Licht verbreiten. Fürs Auge haben wir schöne Figuren, wie zum Beispiel Engel auf einem kleinen tantrischen Altar. Mit feinen Duftölen oder Räucherstäbchen verwöhnen wir unseren Geruchssinn. Dazu hören wir gerne sanfte Entspannungsmusik. Achtet darauf, dass ihr sie wirklich sehr leise stellt, denn wenn ihr in die Entspannung kommt, empfindet ihr sie automatisch lauter. Sorgt außerdem dafür, dass euch kein Nachrichtensprecher plötzlich aus eurem Fluss reißt. Selbstverständlich machen wir es uns natürlich mit Hilfe von vielen weichen Kissen und einem großen bequemen Bett total kuschelig. Aber weißt du was, ich habe dazu auch einen Text, der diese Stimmung in unserem Tempel der Liebe einfühlsam widergibt."

## Tempel der Liebe

Goldene Wachskerzenlichter
flackern im fröhlichen Tanz
Friedliche Engelsgesichter
spenden bezaubernden Glanz

Heilige Gottesfiguren
zieren den kleinen Altar
Sinnlich geformte Skulpturen
stellen Vereinigung dar

Räucherwerk schwängert die Lüfte
aphrodisierend und warm
Lustvoll betörende Düfte
schmeicheln mit prickelndem Charme

Zarte harmonische Töne
schwingen durch Raum und durch Zeit
Worte beschreiben das Schöne
reden von Liebe zu zweit

Samtweiche Betten und Kissen
laden zum Eintauchen ein
Uraltes tantrisches Wissen
bringt die Erfüllung ins Sein

Ivonne nahm einen tiefen Atemzug. „Das hört und fühlt sich wundervoll an. In solch einem Liebestempel muss einem ja das Herz aufgehen!"
„Das tut es auch", bestätigte Ramona. „Und zwar immer wieder aufs Neue. Schon alleine durch die Atmosphäre, die wir dadurch in unserem Schlafzimmer schaffen, beginnt bei mir inzwischen der Energiefluss!"
„Ich sehe schon, ich werde unser Schlafzimmer heute Abend gleich neu dekorieren. Wir haben da ein paar schöne Figuren und echte indische Tücher, die wir aus dem Urlaub mitgebracht haben. Was brauch ich noch? Ach ja, Kerzen. Da hab ich halt normale Teelichter. Was meinst du?"
Ramona lachte. „Das ist alles in Ordnung so, liebe Ivonne!"
„Warum lachst du!"
„Ich finde es so süß, mit welchen Eifer du das alles gleich umsetzen willst. Ich bin mir sicher, dass du damit noch viele viele erfüllte Stunden mit deinem Schatz erleben wirst. Darüber freue ich mich ganz arg für dich!"
„Ach, du bist wirklich eine Liebe", sagte Ivonne. „Schade, dass du gerade nicht persönlich hier bist, denn ich würde dich jetzt gerne umarmen! Naja, trotzdem: Fühl dich ganz fest gedrückt!"
„Vielen Dank!", erwiderte Ramona. „Hast du denn noch mehr Fragen?"
„Ja ungefähr zehntausend!" Ivonne lachte. „Gleichzeitig bin ich so aufgeregt, als hätte ich mit Ralf zum ersten mal Sex! Das ist doch verrückt, findest du nicht?"
„Nein, in meinen Augen ist das Lebendigkeit. Freue dich über deine Gefühle.

Deine Seele weiß genau, dass etwas Wunderbares passiert!“, antwortete Ramona.
„Im übrigen kann ich dich gut verstehen. Mir ging es genauso. Inzwischen habe ich nun schon einige herrliche Erlebnisse mit Micha gehabt und durfte auch bereits erleben, wie es sich anfühlt, gemeinsam Heilung zu erfahren.“
Sie machte eine Pause und rief dann: „Ivonne, bist du noch da?“
„Ja, ja, ich bin noch da. Aber ich bin immer so überwältigt von deinen Erzählungen, dass ich manchmal kaum Worte finde!“
„Auch das kann ich gut nachvollziehen!“, bestätigte Ramona. „Mir ging es mit Christina nicht anders! Aber nochmals zu deinen Fragen. Was möchtest du denn noch wissen?“
„Du hast vorhin gesagt, wir sollen die Musik sehr leise machen. Warum ist das denn nötig?“, fragte Ivonne.
„Wir haben festgestellt, dass uns die Musik, sobald wir zur Ruhe kamen, viel lauter erschien, als am Anfang. Manchmal hat sie uns sogar richtig gestört. Wenn man aber gerade erst miteinander verschmolzen ist, will man nicht gleich wieder aus dem Bett springen. Deshalb stellen wir jetzt die Stereoanlage von vorne herein sehr leise und nehmen auf jeden Fall, du wirst lachen, immer die Fernbedienung mit ins Bett.“
„Hihi, das ist eine gute Idee!“, rief Ivonne.
„Schaut auch, dass ihr wirklich sehr ruhige, meditative Musik aussucht“, fuhr Ramona fort. „Alles andere wirkt eher störend!
Häufig machen wir die Musik inzwischen auch gar nicht mehr an und genießen die Stille. Ach ja, da fällt mir ein: Schaltet euren Anrufbeantworter an, denn ein ewig klingelndes Telefon ist absolut ätzend!“

Irgendwie war der Weihrauch wohl in die Kerze getropft und hatte Feuer gefangen. So endete der Traum von Ekstase an diesem Tag schlagartig für mich!"

„Mein Gott!", rief Ivonne, „das war aber gefährlich!"

„Das war es!", erwiderte Ramona. „Doch stell dir erst einmal mein Gesicht dabei vor!"

Beide lachten schallend.

„Die Ekstase flog mit lodernden Flammen zum Fenster hinaus", rief Ivonne prustend. „Oh man, das ist echt eine heiße Geschichte. Ihr hattet das mit dem Verschmelzen scheinbar zu wörtlich genommen!"

„Ja", antwortete Ramona mit tränenerstickter Stimme, „das hatten wir wohl und das werde ich wahrscheinlich auch nie vergessen. So viel zum Thema: langsam auseinander gehen."

„Wie meinst du das?"

„Na, der Mann soll doch seinen Penis unendlich langsam in die Vagina einführen und sich zum Schluss auch wieder genauso vorsichtig lösen. Doch dazu hatte Micha nun an diesem Tag keine Zeit mehr."

„Das glaube ich!", stimmte Ivonne zu. „Das war halt ein Notfall!"

Als Ramona sich wieder beruhigt hatte, sagte sie: „So, ich denke, ich habe dir nun viel mitgeteilt. Lass mich mal überlegen." Sie machte eine kurze Pause und sprach dann weiter: „Zwei Dinge fallen mir noch ein. Schaut, dass der Raum nicht zu warm ist. Deckt euch am Anfang lieber etwas dicker zu. Wir haben gemerkt, dass sich zwischen uns im Laufe der Zeit eine unglaubliche Hitze entwickelt. Deshalb fliegt irgendwann auch die Decke weg und wir liegen splitternackt im Bett, obwohl die Heizung in unserem

Schlafzimmer aus ist. Die Energie, die beim Verschmelzen fließt, zeigt sich also gleichzeitig in Form von fantastischer Wärme."

„Das ist schön!", freute sich Ivonne, „denn ich friere nämlich ständig!"

„Mir ging es früher ähnlich", erwiderte Ramona.

„Und was war der zweite Punkt!", wollte Ivonne wissen.

„Dabei geht es um den Kontakt untereinander", erklärte Ramona. „Wenn ihr beim Verschmelzen beieinander liegt, kann es manchmal geschehen, dass eure Aufmerksamkeit nachlässt und ihr in irgendwelche andere Gedankengänge abschweift.

Um dem vorzubeugen, ist es sehr hilfreich, wenn ihr euch immer wieder mal anschaut. Damit holt ihr euch und euren Partner zurück ins Hier und Jetzt.

Was viele auch gar nicht wissen ist, dass sich über einen liebevollen Augenkontakt genauso sexuelle Energie aufbaut. Gleichzeitig hilft es euch, eure Hemmschwellen zu überwinden. Dadurch kommt ihr euch noch näher, und könnt euch bis ins Herz und die Seele berühren."

„Ach, ich kann es kaum noch erwarten", sagte Ivonne sehnsüchtig.

„Das glaube ich", erwiderte Ramona. „Ich wünsch euch auf jeden Fall einen wunderschönen Abend mit ganz viel Spaß!"

„Herzlichen Dank und gleichfalls alles Liebe!"

# Dein Blick

Dein sanfter Blick, der mich erreicht
bringt mich sofort ins Schwärmen
Ja, niemand konnte je so leicht
und schnell mein Herz erwärmen

Du schaust mich an und ich beginn
Gefühle zu entdecken
die, wenn ich wirklich ehrlich bin
ein Feuer in mir wecken

Begeistert lass ich mich davon
vollkommen tief berühren
und kann mich dadurch bald auch schon
sehr viel bewusster spüren

Ich achte still auf den Genuss
und hab mit dir verbunden
die Liebe so im Überfluss
für mich ganz neu gefunden

„Endlich Feierabend!“, rief Ivonne. Diesen Augenblick hatte sie den ganzen Tag herbeigesehnt. Schnell machte sie sich auf den Heimweg, denn sie wollte noch einiges erledigen, bevor Ralf kam. Zuerst holte sie die kostbaren indischen Tücher aus dem Schrank. Dann nahm sie bunte Gläschen und steckte in jedes ein Teelicht. Dazu sammelte sie einige Figuren und Skulpturen in der Wohnung zusammen und dekorierte mit all dem das Schlafzimmer. Zufrieden blickte sie sich um. „Schön, dass wir zumindest schon immer viele Kissen im Bett haben“, dachte sie. Anschließend suchte sie noch eine CD mit sanften ruhigen Musikstücken aus dem Regal und steckte sie ins CD-Fach der Stereoanlage. Sie überlegte kurz, ob noch etwas fehlte und sagte dann laut zu sich selbst: „Ach ja, ein Räucherstäbchen! Aber das zünde ich eh erst später an.“ Dann nickte sie zufrieden. Alles war vorbereitet.

Ralf kam wie immer ziemlich müde und erschöpft nach Hause und ließ sich, nachdem er Ivonne liebevoll begrüßt hatte, auf die Couch fallen. „Man, war das ein Tag!“, rief er und atmete tief aus.

„So schlimm, mein Schatz?“, fragte Ivonne und strich ihm zärtlich über die Wange.

Ralf winkte ab. „Ach, immerzu das Gleiche! Stress und Hektik! Das ist nicht mehr normal! Man hat keine Zeit mehr, um wieder aufzutanken. Es wird nur noch Leistung erwartet. Das erzeugt immer mehr Druck und raubt einem wirklich die letzten Kraftreserven!“ Er blickte Ivonne in die Augen. „Und zu Hause wartet dann die Frau und wünscht sich, was ja auch natürlich ist, dass man ihr auch noch Zeit widmet.“

Ivonne erschrak. Ob er jetzt doch keine Lust mehr hatte mit ihr das Neue zu üben? Es hörte sich zumindest so an! Dabei hatte sie sich schon den ganzen Tag darauf gefreut. Sie spürte, wie Frust und gleichzeitig Wut in ihr aufstieg. Doch anstatt wie früher ärgerlich und gekränkt zu reagieren und damit womöglich einen sinnlosen Streit vom Zaun zu brechen, sagte sie erst einmal gar nichts und nickte nur verständnisvoll.

Ralf schaute sie weiter an und fragte: „Verstehst du was ich meine?"

„Ja klar", antwortete Ivonne. „Sehr gut! Das ist genau das, was Christina und Peter auch angesprochen haben. Überall Leistungsdruck. Sogar im Bett, denn dort müssen die Männer ja, wie es so schön heißt, auch ihren Mann stehen und kämpfen und rackern, bis die Frau und natürlich sie selbst einen Orgasmus hatten. Das ist doch das Dilemma. Aber gerade deshalb verbreiten sie ja diese neue Art der Sexualität."

„Und du meinst, dass das wirklich so entspannt geht, wie die das behaupten?", unterbrach sie Ralf.

„So wie ich das verstanden habe, liegt das ganz alleine an uns", antwortete Ivonne. „Wir können uns natürlich wieder Stress und Druck machen, oder es mal mit Spaß und Humor versuchen!" Sie lächelte. „Schon wenn ich daran denke, geht mein Herz auf und ich verspüre Freude und Glücksgefühle."

Sie küsste Ralf zärtlich. „Aber jetzt ruh dich doch erst mal ein wenig aus, mein Liebling."

Dann nahm sie ein Buch, setzte sich in einen Sessel und begann zu lesen. Zumindest tat sie so. In Wirklichkeit dachte sie über den Wortwechsel mit Ralf nach und war sehr zufrieden darüber, wie sie reagiert hatte. Das fühlte sich total anders an, als die letzte Auseinandersetzung vor ein paar Tagen, bei der es nur gegenseitige Schuldzuweisungen gab. Ob das das Gespräch vom Abend davor schon bewirkt hatte?

Ralf lag derweil still neben ihr auf der Couch. Nach einiger Zeit öffnete er die Augen und fragte: „Wie hast du dir das denn nun vorgestellt mit dem Verschmelzen?“

„Ramona hat mir erzählt“, antwortete sie, „dass sie zuvor erst mal dafür sorgen, dass sie zur Ruhe kommen und sich energetisch reinigen um den Alltagsstress abzustreifen.

Ruhe hatten wir ja nun. Wie wäre es jetzt noch mit einem gemeinsamen Ölbad?“

„Das hört sich gut an!“, erwiderte Ralf angetan.

„Soll ich das Wasser einlassen?“, fragte Ivonne.

„Ja, das wäre natürlich schön!“ Ralf streckte sich. „Aber ich kann es auch machen!“

„Nein, das ist schon ok!“ Ivonne stand auf und ging ins Bad.

Etwas später kam sie splitternackt zurück und lockte ihn mit erotischer Stimme: „Komm, das Bad ist bereit!“

„Wau!“ Ralf sprang auf und nahm sie in die Arme. „Das ist ein Service!“ Er küsste sie, zog sich ebenfalls schnell aus und folgte ihr ins Bad.

„Ist das wundervoll!“, rief er. Das Badeöl duftete verführerisch. Überall standen Kerzen. Dazu erklang sanfte Musik.

Er setzte sich zuerst in die Wanne. Ivonne folgte ihm und lehnte sich mit dem Rücken an seine Brust. „So kannst du meine Brüste mühelos halten“, erklärte sie lächelnd.

Ralf legte seine Hände so sanft, wie es Christina empfohlen hatte, auf ihre Busen.

„Mmh, das tut gut!“, seufzte Ivonne.

„Ist das wirklich schön so für dich?", fragte Ralf unsicher. „Soll ich sie tatsächlich nur halten?"

„Ja, mein Schatz, so ist es genau richtig!"

Sie saßen eine Weile still in der Wanne und genossen den Augenblick. Plötzlich kullerten Ivonne Tränen übers Gesicht. Bevor Ralf etwas fragen konnte, sagte sie: „Alles in Ordnung. Das sind nur Glückstränen. Die kenne ich allmählich. Scheinbar habe ich davon eine ganze Menge. Ich habe deine Hände so noch nie wahrgenommen. Es ist viel intensiver, als wenn man nur darüber streicht. Ich habe irgendwie das Gefühl, dass das alle meine Türen aufmacht!" Sie lachte. „Das hört sich vielleicht komisch an, aber genauso fühle ich mich! Es ist, wie wenn ich alle Schranken überwinde und mich vollkommen öffne. Gleichzeitig spüre ich, dass meine Vagina schon bereit ist, dich aufzunehmen!"

Sie machte eine kurze Pause und fügte dann hinzu: „Ist schon noch etwas komisch, so tabulos darüber zu sprechen und diese Worte zu sagen!" Sie kicherte und drehte dann ihren Kopf etwas zu Ralf und fragte: „Und was ist mit dir?"

Er antwortete: „Nun, ich finde das hier auch sehr interessant, bemerke aber jetzt nichts anderes, als sonst. Nur, dass ich langsam aufweiche." Er grinste.

Ivonne legte ihre Hand auf seinen Penis, der sich schon ziemlich steif anfühlte und sagte verschmitzt: „Aber meinem Freund hier scheint es zu gefallen."

„Sieht wohl so aus!", erwiderte Ralf weiter grinsend.

„Na, dann komm!", lockte Ivonne. „Ich lade dich ein in unser Liebesnest!"

# Das Liebesfest

Heut feiern wir ein Liebesfest
mit allen unsren Sinnen
ich lad dich ein, komm in mein Nest
und lass uns gleich beginnen

So lockte eine kleine Maus
auf zauberhafte Weise
den Liebsten zärtlich in ihr Haus
und flüsterte dann leise

Ich möcht auf eine neue Art
mich gern mit dir verbinden
auf die wir völlig sanft und zart
hier die Erfüllung finden

Du musst auch weiter gar nichts tun
als einfach zu genießen
entspanne dich und achte nun
besonders auf das Fließen

Sie lagen still mit frohem Mut
vereint bis in die Herzen
und fühlten sich unendlich gut
im warmen Schein der Kerzen

Bald konnten sie so immer mehr
ganz tiefe Liebe spüren
und sich einander damit sehr
bedingungslos berühren

So heilten sie in Zweisamkeit
ganz inniglich verbunden
und losgelöst von Raum und Zeit
Verletzungen und Wunden

Sie schwebten schwerelos und frei
jenseits des alt Bekannten
bis sie letztendlich selbst dabei
Freiheit und Frieden fanden

Da rief die Maus: Wie wunderbar
und meinte mit Entzücken
so können wir allein sogar
die ganze Welt beglücken

„Das ist ja fast so feierlich, wie früher zu Weihnachten!“, sagte Ivonne kichernd und öffnete die Tür zum Schlafzimmer.
„Hast du das alles toll gemacht!“, lobte sie Ralf sichtlich beeindruckt, als er das Zimmer betrat und im flackernden Schein der Kerzen Ivonnes Dekoration erblickte.
„Bitte sehr unser Liebesnest!“ Ivonne machte eine einladende Bewegung mit der Hand und legte sich aufs Bett.
„Komm, mein Liebster!“
Ralf legte sich zu ihr und küsste sie. Dann strich er sanft über ihren Körper. „Gut so?“
Ivonne schaute ihn liebevoll an. „Du musst nicht immer fragen, mein Schatz! Entspanne dich. Wenn mich etwas stört, sage ich es dir! Und wenn du etwas auf dem Herzen hast, darfst du das auch jederzeit sagen! Du hast keine Verantwortung mehr für das Geschehen! Versuch einfach loszulassen.“
„Das ist alles so ungewohnt!“, erwiderte Ralf und drehte sich Ivonne zugewandt auf die Seite. Dann legte er eine Hand auf ihren Busen. Ivonne berührte gleichzeitig sehr vorsichtig und zart seinen Penis. Sie spürte, wie dieser dadurch schnell größer wurde. Ganz bewusst verzichtete sie darauf, ihn, wie sie es sonst gemacht hatte, durch viel Bewegung zu stimulieren. Stattdessen hielt sie ihn nur sanft fest. Gleichzeitig merkte sie, wie sich ihr Unterleib immer lebendiger anfühlte.
„Das geht aber schnell!“, dachte sie und vermutete weiter, dass das wohl durch das gemeinsame Bad, das sie auch schon als sehr anregend empfunden hatte, beschleunigt wurde. Sie küsste Ralf liebevoll auf den Mund und blickte ihm dann tief in die Augen. „Ich möchte dich bald in mir spüren“, flüsterte sie.

Ralf legte seine Arme um sie und drückte sie zärtlich an seinen Körper. „Das ist alles so neu“, sagte er unsicher. „Ich weiß nicht richtig, was ich jetzt tun soll.“

„Ich leg mich auf dem Rücken und wir probieren die Stellung, die uns Christina erklärt hat. Dazu kannst du ja so liegen bleiben.“

Ivonne drehte sich und hob ihre Beine hoch. „Und jetzt?“

Sie schaute Ralf an und musste plötzlich schallend lachen. „Ich komm mir vor wie ein Maikäfer!“, rief sie und zappelte mit den Beinen.

Ralf versuchte seine Beine zwischen ihre zu bringen. Als das nicht gleich klappte, musste Ivonne noch mehr lachen.

Ralf wurde ärgerlich. „Hallo, willst du nicht mal mithelfen!“

Ivonne kicherte. „Natürlich!“

„Na dann beweg dich mir doch auch etwas entgegen!“

„Ralf!“, rief Ivonne. „Wir wollten mit Spaß daran gehen, haben wir abgesprochen. Mach doch bitte keinen Stress!“

„Das sagst du so leicht!“, entgegnete Ralf noch immer ziemlich aufgebracht.

„Wir müssen die Beine wie zwei Scheren ineinander bringen“, sagte Ivonne. „Zuerst dein linkes. Dann mein linkes. Gut so. Jetzt dein rechtes Bein und obendrauf mein rechtes Bein. Na das passt doch schon ganz toll. Wenn du dich jetzt noch etwas drehst, wird's bestimmt vollends!“

„Nur, dass meine Erektion inzwischen nachgelassen hat!“, erwiderte Ralf. „Aber das ist ja nicht verwunderlich!“

„Und auch nicht schlimm!“, betonte Ivonne. „Christina hat erzählt, dass der Penis bei dieser Stellung nicht unbedingt steif sein muss.“

„Ja ja, ich weiß, nichts muss!“ Ralf schnaufte.

„Komm her du kleiner Wilder!“, rief Ivonne, drehte ihn zurück auf den Rücken und setzte sich auf seine Beine. Dann nahm sie seinen Penis noch einmal behutsam in beide Hände.
„Fühlst du das?“
Ralf nickte. „Was denkst du denn!“
„Na dann genieß es, du Teufelchen!“ Sie strich mit ihren Händen über seinen gesamten Körper. Anschließend hielt sie seinen Penis noch eine Zeit lang, bis dieser sich wieder groß aufgerichtet hatte.
„Versuchen wir es noch einmal?“
Ralf nickte wieder wortlos und sie legten sich erneut wie von Christina empfohlen zusammen.
Diese Mal gelang es Ralf, seinen Penis in Ivonnes Vagina einzuführen.
„Ganz langsam“, flüsterte Ivonne dabei. „Lass es uns genießen. Es ist so herrlich.“
„Das fühlt sich gut an!“, bestätigte auch Ralf.
Dann verharrten beide still in dieser Stellung und versuchten entspannt zu beobachten.
Nach einiger Zeit fragte Ralf: „Spürst du was?“
„Ja“, antwortete Ivonne. „Es fühlt sich ganz toll an, dich so intensiv in mir zu spüren. Freilich habe ich bis jetzt noch kein besonderes Fließen und Pulsieren wahrgenommen, aber ich bin total glücklich und mein Herz ist ganz offen. Gleichzeitig erfüllt mich tiefer Frieden und ganz große Verbundenheit mit dir.“
„Das ist aber schon viel!“, erwiderte Ralf. „Bei mir hält sich das gewaltig in Grenzen. Ich schaff es nicht mal, meine Gedanken abzuschalten.

Alles Mögliche geht mir durch den Kopf. Und da ich mich kaum bewege, ist die Erektion auch schon wieder fast weg.
Wie soll ich da noch etwas fühlen?“
„Ich spüre dich trotzdem noch. Du hast doch gehört, dass er nicht steif sein muss. Erwarte doch nicht so viel! Denke daran, dass wir das zum ersten Mal machen! Komm, bitte lass uns einfach noch ein wenig aufmerksam zusammen bleiben. Das muss erst alles heilen und wieder sensibel werden.“
Sie verweilten noch eine Zeitlang in dieser Stellung, bevor sie sich wieder langsam lösten und dann nebeneinander auf dem Rücken ausstreckten.
„Hast du noch etwas gespürt, mein Liebling?“, fragte Ivonne erneut.
„Irgendwie arbeitet es jetzt, nachdem ich hier alleine liege, in meinem Unterleib. Und warm ist es mir geworden. Aber es fällt mir sehr schwer, die Gedanken ziehen zu lassen und meinen Körper zu entspannen. Ich habe bemerkt, dass ich es gewohnt bin, mich an dem Punkt, den Christina beschrieben hat, ständig anzuspannen. Was ich gerade noch wahrnehme ist, dass ich auf einmal irgendwie hellwach bin. Fast wie neu aufgeladen!“
„Toll!“, rief Ivonne. „Das ist doch fantastisch! Ich spürte, wie Wärme und Ruhe meinen Körper erfüllten und fand es fürs erste Mal sehr schön. Deshalb wünsche ich mir von ganzem Herzen, dass wir beide dieses kostbare Geschenk, das wir von Christina und Peter erhalten haben, weiter anwenden!“

# Ein bunter Strauß

Heut schenke ich dir einen herrlichen Strauß
voll bunter und schöner Gefühle
Ich suchte sie alle speziell für dich aus
und nahm dabei heiße und kühle

Sie sollen dein Dasein bereichern und auch
vor allem Lebendigkeit bringen
indem sie zum Beispiel gezielt deinen Bauch
mit wohligem Kribbeln durchdringen

Genauso bewirken sie dabei in dir
ein zärtlich verlangendes Fließen
und lassen dich gleichfalls im Jetzt und im Hier
sehr lustvolle Stunden genießen

Entführen in Sinnlichkeit, machen dich frei
und können Erfüllung dir geben
Sie fördern dein Glück und beschern dir dabei
ein friedlich pulsierendes Leben

Als am nächsten Tag in der Mittagspause Ivonnes Telefon klingelte, wusste sie sofort, dass das nur Ramona sein konnte.
Sie hatte richtig vermutet.
„Ich wollte nur kurz hören, wie es dir geht!“, sagte Ramona.
„Ganz gut“, antwortete Ivonne.
„Und wie war es gestern Abend?“
„Für das erste Mal war ich zufrieden. Wir haben es uns richtig schön gemacht. Nur spüren konnten wir nicht sonderlich viel. Aber das habe ich auch nicht erwartet.
Für Ralf war die Umstellung schwerer. Ich glaube, er kommt noch nicht so zurecht damit. Ein paarmal wurde es recht brenzlig, weil er zeitweise sehr genervt war. Doch dank eurer Erklärungen konnten wir die Situation immer gut auffangen.“
„Vielleicht würde ihm ein Gespräch von Mann zu Mann helfen“, meinte Ramona nachdenklich.
„Das wäre bestimmt super!“, stimmte Ivonne zu. „Aber wo und mit wem soll das stattfinden?“
„Nun“, Ramona überlegte, „ich könnte heute Abend mit Micha bei euch vorbeikommen. Er macht das bestimmt gerne!“
„Ach, Ramona!“, rief Ivonne, „du bist ein Engel. Das wäre echt genial! Bis wann weißt du denn, ob es klappt?“
„Einen Moment“, antwortete Ramona. „Ich frage kurz Micha.“
Es dauerte einen kurzen Augenblick, bis sich Ramona wieder meldete. „Wäre um acht Uhr ok?“
„Ja, selbstverständlich!“, bestätigte Ivonne aufgeregt. „Das ist super! Ich freu mich auf euch!“
„Gut, dann sehen wir uns heute Abend!“
Ivonne war ganz aus dem Häuschen vor Freude.

Irgendwie klappte alles wir am Schnürchen.
Sie rief kurz Ralf an, der natürlich wie immer keine Zeit hatte.
„Ich wollte dir nur mitteilen, dass wir heute Abend Besuch von Ramona und Michael bekommen. Ich habe gedacht, du möchtest dich vielleicht auch einmal alleine mit einem Mann über das Thema Verschmelzen unterhalten“, sagte sie.
„Wie du meinst, mein Schatz. Bis später!“, antwortete Ralf mit knappen Worten.

Punkt acht Uhr klingelte es.
Ivonne eilte zur Tür und nahm Ramona stürmisch in ihre Arme. „Ach, ich freue mich so!"
„Hilfe, Hilfe!", rief Ramona. „Ich ersticke!"
Als Ivonne sie wieder los ließ, sagte sie: „Darf ich vorstellen. Das ist Michael."
Ivonne gab ihm die Hand. „Hallo Michael, ich habe schon viel von dir gehört und noch mehr gelesen."
Michael lachte. „Das ist schön!"
„Kommt doch erst mal herein", sagte Ralf, der hinter Ivonne im Flur stand und die Besucher dann ebenfalls begrüßte.
Sie nahmen alle im Wohnzimmer Platz.
„Trinkt ihr gerne Tee?", fragte Ivonne.
„Ja", erwiderten Ramona und Michael, worauf Ivonne jedem eine Tasse einschenkte.
Ralf schaute Michael an. „Ihr habt euch im Urlaub kennengelernt, hat mir Ivonne erzählt."
Michale nickte. „Ja, so ist es."
Er nahm Ramonas Hand und fuhr fort: „Das war eine ganz besondere Begegnung an einem fantastischen Ort." Danach erzählte er begeistert, was sie in den zwei Wochen alles erlebt hatten.
„Michael hat darüber auch ein Buch mit dem Titel ‚Aus Freude am Leben' geschrieben", ergänzte Ramona und wandte sich dann an Ivonne. „Eigentlich wollten wir die Männer doch alleine lassen!"
„Ja, genau!", bestätigte Ivonne und stand auf. „Komm wir gehen ein paar Schritte spazieren."
Die beiden Frauen verließen das Zimmer.

Ralf wandte sich angriffslustig an Michael. „Und du sollst mich jetzt nach dem Willen der beiden Damen von diesem Verschmelzen überzeugen?"

„Ne!", sagte Michael. „Mit Sicherheit nicht! Sie hatten nur die Idee, dass ich vielleicht als Mann deine Fragen besser beantworten kann. Ich habe damals noch im Urlaub mit Peter gesprochen. Das hat mir viel gebracht. Aber wir müssen gar nichts!"

„Ist schon ok!", erwiderte Ralf mit bedeutend ruhigerem Ton.

„Hab ja nur Spaß gemacht!"

Nach einer kurzen Pause fuhr er fort: „Für mich ist das alles noch Neuland. Wir haben es gestern das erste Mal probiert und ich muss sagen, es war nicht berauschend!"

Michael lachte. „Ich verstehe dich zu gut. Es ist halt wirklich fern ab von dem, was wir jemals über Sex gehört haben. Aber ich kann dir jetzt schon aus eigener Erfahrung bestätigen, dass es fantastisch ist, wenn man es erst einmal geschnallt hat und die Umstellungszeit vorüber ist."

„Was ist denn daran so toll, dass man keinen Orgasmus mehr haben darf?" Ralf sah ihn unsicher an.

„Von nicht dürfen ist keine Rede. Du kannst jederzeit einen Orgasmus haben, wenn du das willst.

Manchmal passiert das einfach so bei mir und dann genieße ich es auch. Das ist vollkommen in Ordnung. Das Neue daran ist, dass er nicht mehr das Ziel ist. Ich weiß, als Mann hat man Angst davor, dann ein Weichei zu werden und nicht mehr richtig zu funktionieren. Doch das ist alles Blödsinn. Denk doch nur, was für ein Stress das oftmals war, sich und die Partnerin völlig zu befriedigen. Das ging zu Lasten deiner Vitalität.

Deshalb lehren andere Kulturen die Orgasmuskontrolle über bestimmte Techniken. Hier wird die Ejakulation ständig bewusst unterdrückt.
Doch das ist, wie mir Peter erklärte, wiederum auch nicht gesund, weil es zu Energiestauungen im Unterleib führen kann.
Beim Verschmelzen, wie wir es jetzt praktizieren, baut sich die Energie im Körper immer weiter auf und bleibt auch erhalten."
„Ich hatte gestern das Gefühl, als wäre ich neu aufgeladen", unterbrach ihn Ralf.
„Prima, dann weißt du ja schon, was ich meine", bestätigte Michael.
„Das alles bringt Frieden und Ausgeglichenheit in die Beziehung. Gleichzeitig werdet ihr eine bedeutend tiefere Verbindung zueinander aufbauen. Glaube mir, auf diese Weise kannst du deiner Frau mit Sicherheit viel mehr geben. Doch auch du selbst profitierst für dich ganz alleine davon, indem du mehr Kraft in allen Lebensbereichen hast. Somit bist du beispielsweise den Anforderungen im Berufsleben besser gewachsen. Dazu kommt eine stabilere Gesundheit, eine gesteigerte Kreativität und du wirst auf jeden Fall präsenter und bewusster."
„Aber was habe ich gefühlsmäßig sonst noch davon, wenn das Ziel kein Orgasmus mehr ist?"
„Ich weiß, was du meinst", antwortete Michael. „Auch da kann ich dich beruhigen, denn den paar Glückssekunden stehen jetzt beliebig lange ekstatische Gefühle gegenüber! Da wird der kleine Orgasmus uninteressant."
Michael schaute Ralf an. „Gibt's noch weitere Fragen?"
„Nun, ich weiß nicht recht, wie ich es ausdrücken soll!" Ralf suchte nach Worten. „Es geht um die Erektion."

Michael nickte. „Ich kenne all die Fragen aus eigener Erfahrung und darum weiß ich auch, was dich beschäftigt. Weil es bis jetzt beim Sex für jeden wichtig war, dass der Penis bis zum Schluss steif ist, haben viele das Problem, dass sie nun meinen, kein guter Liebhaber mehr zu sein und als Mann versagt zu haben.
Wenn wir jedoch bei der Stillen Liebe manchmal stundenlang mit der Partnerin zusammenliegen und uns kaum bewegen, ist es normal, dass die Erektion zurückgeht und wieder anschwillt. Es ist eher selten, dass er mehrere Stunden steht!"
Michael lachte. „Übrigens ist das auch gar nicht nötig. Ich habe die Erfahrung gemacht, dass die Energie viel besser fließt und leichter wahrzunehmen ist, wenn er, wie es Ramona nennt, geschmeidiger bleibt. Ich persönlich fühle sogar weniger, wenn er stahlhart ist. Du solltest auch immer darauf achten, deinen gesamten Unterleib locker zu lassen und deine Aufmerksamkeit bewusst auf den Punkt zwischen Penis und Anus lenken. Dort beginnt das Fließen."
„Ja, das haben Christina und Peter auch ausdrücklich betont", bestätigte Ralf.
„Ach, da fällt mir noch ein", fuhr Michael fort, „ich empfehle dir, dich so oft wie nur möglich mit Ivonne zu verschmelzen, denn dadurch kommt die Sensibilität viel schneller zurück. Wenn der Penis wieder sensibler ist, spürst du automatisch viel mehr und empfindest es dann nicht mehr als langweilig. Im Gegenteil: Es ist jedes Mal wieder eine neue Entdeckungsreise.
Leider sehe ich Ramona im Moment nur alle ein bis zwei Wochen. Damit ich aber trotzdem im Fluss bleibe, lenke ich meine Sinne oft für mich alleine an den Punkt zwischen Penis und Anus und fühle die pulsierende Kraft."

Michael legte seine Hand freundschaftlich auf Ralfs Schulter und sagte: „Vertraue mir mein Freund, du bist auf dem richtigen Weg. Schon die bewusste Absicht reicht aus, um ans Ziel zu kommen. Christina beschreibt das so: Die Brust der Frau ist das Schloss und der Penis des Mannes der Schlüssel zum Paradies.
Ich beschäftige mich selbst mit vielen spirituellen Dingen und kann nur noch einmal betonen, dass durch diese Art der Sexualität mit Sicherheit Frieden in die Beziehungen und Familien, sowie daraus resultierend, in die ganze Welt, einkehrt.
Damit das den Menschen klar wird, habe ich es in meinem letzten Buch ganz einfach in ein paar Strophen zusammengefasst und so auf den Punkt gebracht, worum es letztendlich geht.“

# Liebesspiel

Ich finde, es ist höchste Zeit
dass wir das Spiel von Macht und Leid
nun ganz bewusst beenden
Drum möcht ich mich an jeden Mann
und auch an jede Frau sodann
mit dieser Botschaft wenden

Wir haben uns sehr weit entfernt
von dem, da wir es nie gelernt
was einst Erfüllung brachte
und was auch Paradies genannt
uns ganz natürlich und entspannt
vollkommen glücklich machte

Denn heute jagt fast jeder hier
mit zügelloser, wilder Gier
dem Höhepunkt entgegen
Man müht sich ohne auszuruhn
und meint, man müsste alles tun
für den erhofften Segen

Wer das erkennt, merkt oft verdutzt
dass er das Ganze nur benutzt
für irgendwelche Triebe
und so verschwindet jede Lust
bald hinter grenzenlosem Frust
und tötet selbst die Liebe

Damit das wieder anders wird
und daran glaub ich unbeirrt
muss gar nicht viel geschehen
denn darin liegt schon ganz genau
der Schlüssel, dass wir ohne Schau
nur einfach in uns gehen

Sodann begegnen wir direkt
gleichfalls dem Partner mit Respekt
auf zärtlich sanfte Weise
und machen uns bewusst zu zweit
in völliger Verbundenheit
auf eine schöne Reise

Wir achten dabei mit Genuss
bereit und offen auf den Fluss
der uns meist unvermutet
erst nur als ruhiges Pulsiern
dann bald mit lustvollem Vibriern
ganz wunderbar durchflutet

Gemeinsam spüren wir gebannt
doch trotzdem locker und entspannt
das herrliche Gewühle
das unsre Körper jetzt beglückt
und so erleben wir entzückt
unglaubliche Gefühle

Das schenkt uns echte Leidenschaft
erhält uns jung, gibt neue Kraft
und heilt auch alle Wunden
So schweben wir ganz ohne Ziel
im friedlich leichten Liebesspiel
durch tief erfüllte Stunden

Nachdem Ramona und Michael wieder gegangen waren, setzt sich Ivonne auf Ralfs Schoß und legte ihre Arme um seinen Hals.
„Weißt du, mein Schatz", sagte sie, „ich habe mich jetzt noch einmal intensiv mit Ramona unterhalten und spüre ganz deutlich, dass wir mit all dem auf dem richtigen Weg sind!"
Sie küsste ihn. „Was meinst du?"
Ralf überlegte und zuckte dann mit den Schultern. „Es hört sich alles sehr verlockend an. Aber es ist halt gleichzeitig völlig neu und deshalb krieg ich es irgendwie immer noch nicht richtig auf die Reihe! Sie sagen ja alle, man soll sich Zeit lassen und langsam tun."
„Ja, klar!", unterbrach ihn Ivonne, „natürlich haben wir alle Zeit der Welt. Doch trotzdem sprechen sie auch davon, dass es gerade am Anfang wichtig ist, dran zu bleiben und nicht zu große Pausen zu machen. Denn nur so kommt die Sensibilität bald zurück."
„Ich weiß", betätigte Ralf. „Das hat mir Michael vorhin auch empfohlen."
„Na dann könnten wir doch!" Ivonne begann sich verführerisch auf Ralfs Schoß zu räkeln und langsam ihre Bluse aufzuknöpfen. Dabei schaute sie ihm tief in die Augen. „Was meinst du?", hauchte sie, „wollen wir noch ein wenig üben?"
Ralf lächelte und streichelte sanft ihren Busen. „Bei diesen Argumenten, das weißt du ja, fällt es mir schwer, nein zu sagen!"
Er küsste sie, zog ihr anschließend ihre Bluse ganz aus und legte seine Hand auf ihre Brust. „Dann muss ich mich wohl zuerst mal um diese positiven Pole kümmern!"
„Oh ja!", seufzte Ivonne, „kümmere dich nur!"
Sie schloss die Augen und lenkte ihre ganze Aufmerksamkeit auf seine Berührungen. Es dauerte nicht lange und sie spürte ein

gleichmäßiges, wohltuendes Pulsieren in ihrem Körper. Während sie sich weiterhin darauf konzentrierte, stellte sie mit Entzücken fest, dass ihr Unterleib lustvoll zu vibrieren begann. Begeistert beobachtete sie diese Empfindungen weiter. Es fühlte sich einfach toll an. Langsam wuchs das Verlangen in ihr, Ralfs Penis zu empfangen.

„Ich bin schon bereit und ganz offen für dich", flüsterte sie deshalb in sein Ohr. Dann streifte sie ihm sein Shirt ab und küsste seinen nackten Oberkörper. „Spürst du auch etwas?"

„Ja, was denkst du denn!", erwiderte er. „Das ist doch wohl auch kein Wunder, wenn du mich so verrückt machst!"

Sie zogen sich vollends aus und Ralf setzte sich wieder auf die Couch. Ivonne kniete sich mit gespreizten Schenkeln auf seinen Schoß, ließ seinen Penis ganz langsam in ihre Vagina gleiten und legte ihre Arme erneut um seinen Hals.

„Und jetzt?" Ralf schaute sie an.

„Ramona sagte, dass der Penis bei dieser Stellung sehr leicht an besonders lustvolle, tiefe Punkte kommen kann", erklärte Ivonne.

„Soll ich mich bewegen?"

„Wenn du möchtest, mein Liebling! Aber wenn, dann bitte nur sehr langsam!", erwiderte sie. „Es reicht jedoch auch einfach bewusst zu beobachten und zu genießen."

Nach einiger Zeit schwärmte Ivonne: „Im Moment fühle ich an der Stelle, an der die Spitze deines Penis meine Vagina berührt, ein sanftes, total schönes Kribbeln!"

„Das spüre ich auch", erwiderte Ralf. „Ist mir früher echt nie so aufgefallen. Doch es fällt mir dabei ziemlich schwer, bewusst ruhig zu bleiben."

„Bitte bewege dich aber jetzt trotzdem einmal gar nicht!“, bat ihn Ivonne. „Irgendetwas passiert gerade.“

Dann begann sie zu weinen.

Ralf sah sie überrascht an.

„Lass mich bitte“, flüsterte sie, „und halte mich einfach nur fest!“

Sie schluchzte.

Ralf fiel ein, dass Christina ihnen empfohlen hatte, in so einem Fall total präsent und bewusst zu bleiben und dem Partner die Zeit zu lassen, die er braucht. Er hatte das Gefühl, als ob sein Penis an der Spitze plötzlich sehr heiß wurde und kleine Stromstöße abgab. Wieder dachte er an Christinas Worte: In diesem Augenblick geschieht ganz viel Heilung von alten Verletzungen.

Ivonne weinte noch immer und schien gerade wie in einer anderen Welt.

„Ich bin da und unterstütze dich“, sandte er in Gedanken an sie. „Alles darf sein und wird jetzt heil!“ Dann konzentrierte er sich weiter auf seinen Penis. Der fühlte sich wie aufgeladen an. „Das spürt man sonst gar nicht, wenn man immerzu in Bewegung ist“, dachte er. Ein warmes Glücksgefühl durchzuckte ihn und er musste lächeln.

In diesem Moment öffnete Ivonne ihre Augen und blickte ihn direkt an.

„Bist du schön!“ rief sie völlig überwältigt. „Du leuchtest ja richtig!“ Dann küsste sie ihn unendlich zärtlich und ergänzte: „Du tust mit so gut! Ich habe gerade etwas unglaublich Wundervolles durch die Berührung deines Penis erlebt. Dafür danke ich dir, mein Schatz. Es ist ganz viel Heilung passiert. Danke, dass du so geduldig warst und Ruhe gehalten hast.“

„Du brauchst dich wirklich nicht zu bedanken!", antwortete Ralf. „Für mich war es auch schön! Erzählst du mir, was du erlebt hast?"
„Gerne!", erwiderte Ivonne. „Du hast plötzlich ganz tief in mir einen Punkt berührt, der irgendwie komisch war. Bevor ich richtig erkennen konnte, was da genau ist, liefen schon die Tränen und die Stelle begann zu schmerzen. Daraufhin hatte ich den Impuls, mich etwas zurückzuziehen. Das passierte einfach so. Hinterher fielen mir Christinas Worte ein. Sie nannte es einen Heilungsraum schaffen. Genau dieser entstand. Es fühlte sich an, als ob dein Penis kleine Stromstöße abgab."
„Was!", rief Ralf, „diese Stromstöße habe ich doch vorhin auch gespürt! Außerdem wurde es mir unheimlich warm."
„Ja?" Ivonne freute sich. „Das ist doch toll! In dieser Zeit der Heilung, wie ich sie jetzt mal nennen möchte, wurde es auch ganz warm in mir. Alles schien sich auszudehnen und lebendig zu werden. Die Stelle, die erst weh tat, begann zu pulsieren und der Schmerz ließ nach. Während ich noch immer weinen musste, erschien mir ein Bild vor meinem geistigen Auge, von einem Erlebnis, das sehr unangenehm war. Ich hatte es wohl total verdrängt. Erst jetzt konnte ich die Tränen von damals weinen und spürte die Wut und den Zorn darüber. Nach einer Weile ging ein unsagbares Glücksgefühl von meinem Herzen aus und verteilte sich in meinem ganzen Körper. Ich öffnete die Augen und sah einen Engel direkt vor mir, als ich in dein Gesicht blickte."
Ralf lächelte sie liebevoll an.
„Das ist echt verrückt, denn auch dieses Glücksgefühl habe ich wahrgenommen und zwar gerade dann, als du mich angeschaut hast."

Ivonne küsste ihn erneut. „Das ist alles unsagbar wundervoll und ich bin so erfüllt!"
Sie bewegte vorsichtig ihr Becken. „Und was ist mit meinem Freund?"
„Der hat sich wohl etwas zurückgezogen, nachdem sich keiner mehr um ihn kümmerte!" Ralf grinste
„Na das ist doch allerhand!", rief Ivonne gutgelaunt und bewegte sich weiter ganz langsam. Nach einiger Zeit stellte sie fest: „Jetzt scheint er aber doch wieder munterer zu werden. Komm lass uns noch ein wenig spüren!"
Auch Ralf bemerkte, dass seine Erektion wieder zunahm. Er versuchte sich auf den Punkt zu konzentrieren, den ihm die anderen empfohlen hatten, spürte aber keinen besonderen Energiefluss. Stattdessen erschien ihm jedoch die Spitze seines Penis sehr energiegeladen und hochsensibel. Als er die Aufmerksamkeit mehr auf diese Stelle legte, hatte er plötzlich wie aus dem nichts eine Ejakulation.
Auch Ivonne spürte das, drückte sich noch fester an ihn und flüsterte: „Genieße es, mein Liebling! Es ist vollkommen in Ordnung! Ich liebe dich mein wunderbarer Mann!"
Danach saßen sie noch einige Zeit engumschlungen in dieser Stellung auf der Couch und verfolgten all das, was in ihren Körpern vorging.

## Momente mit dir

Vier Augen entzünden ein Strahlen
von funkelndem goldenem Licht
Gedanken von Sorgen und Qualen
verlieren sofort ihr Gewicht

Die Körper durchflutet ein Beben
auf wohltuend prickelnde Art
und Arme umfassen das Leben
sehr liebevoll, sanft und ganz zart

Zwei Herzen verbinden sich munter
in gleichmäßig rhythmischen Glück
Die Zeit präsentiert sich erst bunter
und zieht sich dann völlig zurück

Auch Worte verstummen und schweigen
als unnötig störend erkannt
So können Gefühle sich zeigen
vollkommen gelöst und entspannt

Das öffnet der Liebe die Schranken
und trägt sie ins Jetzt und ins Hier
drum möcht ich mich herzlich bedanken
für diese Momente mit dir

„Ralf!“ Ivonne drehte sich auf die Seite.
„Ja?“
„Kannst du auch nicht schlafen?“
„Nein, ich bin total fit, obwohl es bereits nach Mitternacht ist! Das ist schon komisch, weil ich doch sonst keine Schlafstörungen habe“, wunderte sich Ralf.
„Ich glaube, das sind keine Störungen, sondern das ganz normale Resultat unseres Zusammenseins von vorhin“, entgegnete Ivonne.
„Du meinst, weil wir, wie es Christina und Peter erklärten, soviel Energie aufgebaut haben?“, fragte Ralf.
„Ja, genau! Sie berichteten doch davon, dass sie hinterher immer hellwach sind, auch wenn sie vor dem Verschmelzen manchmal noch ganz müde waren.“
Ralf überlegte und antwortete dann: „Das heißt doch, dass wir das sogar richtig gemacht haben!“
Ivonne lächelte. „Du bist süß! Warum sollen wir es denn nicht richtig gemacht haben? Man, das war doch absolut klasse, was wir da schon erlebten!“
„Aber ich hatte einen Orgasmus.“
„Richtig! Einfach so! Das ist doch das Tolle! Du hast keine Minute darauf hingearbeitet und ihn nicht als Ziel gesehen. Er ist einfach so gekommen. Vielleicht hatte das auch noch mit der Heilung zu tun. Egal warum! Tatsache ist: keiner sagt, dass du niemals mehr einen Orgasmus haben darfst! Ganz im Gegenteil. Sie haben empfohlen, dass wir alles genießen sollen, was passiert! Dadurch, dass wir so ein großes Energiefeld aufgebaut hatten und du hinterher noch in mir geblieben bist, hat es dich, wie du jetzt siehst, auch keine Kraft gekostet.

Früher warst du danach oftmals müde und wolltest deine Ruhe. Doch jetzt bist du fit!“

Sie kuschelte sich an ihn.

„Weißt du“, fuhr sie fort, „das was wir vorhin erlebt haben, war etwas ganz Besonderes.“

„In wie fern?“

„Nun, das hat mir Ramona heute Abend erklärt. Möchtest du es noch hören?“

„Ich kann eh nicht schlafen“, sagte Ralf.

„Gut.“ Ivonne machte eine kleine Pause.

„Das was wir gemacht haben, nennt sich tiefe Penetration. Das Wort hört sich vielleicht befremdlich an, aber es beschreibt etwas Einzigartiges. Denn dadurch erreicht der Penis das äußerste Ende der Vagina, den sogenannten ‚Garten der Liebe‘, in dem jede Menge Sinnlichkeit und Ekstase erlebt werden kann.“

„Aber da kommt man doch auch beim normalen Sex hin, oder nicht?“, fragte Ralf.

„Die meist sehr schnellen Bewegungen beim herkömmlichen Sex beschränken sich fast immer auf den vorderen Teil der Vagina, um dort die Reibung zu erzeugen, die man vermeintlich für den Orgasmus braucht.

Des weiteren haben viele Frauen Angst vor Verletzung und verschließen deshalb unbewusst diese Pforte. Sie lassen den Penis also erst gar nicht so tief hinein.

Darum ist es wichtig, sich sehr langsam zu bewegen , sonst verengt sich die Vagina wieder.

Gleichzeitig sollten sich die Frauen ganz bewusst öffnen und den Penis direkt an dieser Stelle willkommen heißen.“

„Zuerst hattest du jedoch Schmerzen?“
„Ja, das war halt eines der negativen Erlebnisse, wie Missbrauch, Abtreibungen oder Aggressionen, die dort alle im Gewebe abgespeichert sind. Wenn sie so wie heute heilen dürfen, entstehen unglaubliche Lustpunkte. Die Frau kann genau hier in diesem Garten der Liebe ihre wahre weibliche Quelle finden und sehr tiefe göttliche, orgasmische Gefühle erleben.
Das ist etwas total anderes, als die klitoralen Orgasmen, die die meisten Frauen nur kennen, weil sie ihre Aufmerksamkeit nach außen verlagern und somit ihre wahre Weiblichkeit gar nicht kennenlernen.
Stell dir doch vor, ich habe das heute zum ersten Mal erlebt. Das ist doch eigentlich traurig, nach so langer Zeit. Gleichzeitig erfüllt es mich aber mit unsagbarem Glück, dass ich es überhaupt entdecken durfte. Mein Herz ist seitdem weit geöffnet. Ramona sagte, dass es viele Frauen so empfinden, als würde der Penis in dieser Position ihr Herz massieren. Es ist einfach fantastisch.
Ich danke dir, dass ich das schon erfahren durfte. Wenn ich das Ramona erzähle, wird sie sicherlich staunen. Sie meinte, es kommt alles mit der Zeit und ich soll mir keinen Stress machen, wenn ich es nicht gleich spüre.“
Ralf strich ihr über den Kopf. „Ich freue mich sehr für dich, mein Schatz.“
Ivonne schmiegte sich noch mehr an ihn.
„Ja, danke dir für deine Bereitschaft und Offenheit, das alles mitzumachen!
Übrigens hat mir Ramona auch erzählt, dass die Männer davon genauso einen Nutzen haben.

Dadurch dass die Frauen in diesem Moment vollkommen offen und zur reinen Hingabe bereit sind, heilen sie auch die Männer, denn die fühlen sich empfangen und willkommen und nicht wie Eindringlinge. Das macht sie natürlich ebenfalls glücklich. Des weiteren stärkt es die männliche Potenz und befreit von alten Spannungen. Gleichzeitig können wir dadurch gemeinsam eigene und kollektive Verletzungen heilen!"

„Muss die Frau denn so auf dem Mann sitzen, wie wir es heute gemacht haben, um diese Erfahrung zu machen?", wollte Ralf zum Schluss noch wissen.

„Nein", antwortete Ivonne, „Ramona hat mir zum Beispiel eine andere Stellung erklärt, bei der der Mann zwischen den Schenkeln der Frau kniet und seinen erigierten Penis unendlich langsam in die Vagina einführt, bis er am äußersten Ende angekommen ist. Dann sollte der Mann den Penis wieder ein winziges bisschen zurückziehen, damit ein Raum entstehen kann, in dem sich die weiblichen und männlichen Energien verschmelzen können. Aber es ist sehr wichtig, dass alles sehr behutsam und bewusst geschieht und zwar erst dann, wenn die Frau mitteilt, dass sie bereit dafür ist. Natürlich kann man das, so wie sie sagt, auch in der seitlichen Stellung erleben."

„Das ist echt verrückt!", erwiderte Ralf beeindruckt, aber nun doch auch ziemlich müde. Deshalb fügte er noch grinsend hinzu: „Ich danke dir für deine Erklärung und teile dir mit, dass ich jetzt bereit zum Schlafen bin!"

## Der Freudentag

Strahlend komm ich ins Büro
rufe lautstark: Ich bin froh
denn für mich ist heute
ein wahres Fest der Freude

Feiert mit mir, tanzt und lacht
seid vergnügt, genießt die Pracht
tut mir den Gefallen
und lasst die Korken knallen

Jubiliert und spürt das Glück
schaut nach vorne, nicht zurück
lasst vor allen Dingen
die Zeit uns schön verbringen

Staunend schauen sie mich an
und befragen mich sodann
alle nach den Gründen
die dafür Pate stünden

Hast du Jubiläum, sag
Hochzeits- oder Namenstag
fandest du mal eben
den Traummann für dein Leben

Gab's nen Lotteriegewinn
wurdest Schönheitskönigin
zeigte auf die Schnelle
sich eine neue Stelle

Sahst im Spiegel du ganz klar
heut dein erstes graues Haar
hast du abgenommen
ne Menge Geld bekommen

Wurdest du denn ganz geschwind
Mutter gar von einem Kind
willst du Urlaub machen
vielleicht auch nur mal lachen

Nun, die Lösung ist nicht schwer
denn ich freue mich so sehr
um es klar zu sagen
als Antwort auf die Fragen

Über das, so wie ich denk
wirklich kostbarste Geschenk
jeden Tag wie diesen
nur einfach zu genießen

„Was ist denn mit dir passiert?“, rief Ivonnes Kollegin Petra, als sie das Büro betrat.
„Wieso?“, fragte Ivonne, überrascht von Petras Reaktion. „Was soll denn passiert sein?“
„Na, du strahlst doch wie die Sonne und wirkst um Jahre jünger!“ Petra betrachtete sie noch etwas genauer. „Deine Augen leuchten und deine Haut ist total glatt. Sag mal, das gibt‘s doch gar nicht! Hast du denn eine Verjüngungskur mitgemacht? Verrätst du mir das Geheimnis?“
„Ja, ich verrate dir das Geheimnis gerne“, antwortete Ivonne. „Aber zuerst muss ich zur Toilette.“
„Oh man, du machst es ja spannend!“, erwiderte Petra. „Na, dann beeile dich! Ich warte hier!“
Ivonne ging mit schnellen Schritten zur Toilette und stellte sich aufgeregt vor den Spiegel. Was hatte Petra gesagt: Strahlende Augen und verjüngte Haut? Das war ihr heute früh noch gar nicht aufgefallen!
Sie betrachtete sich genau. „Ja“, dachte sie, „ich sehe wirklich total hübsch und jung aus!“
Bei diesen Gedanken ging ihr sofort wieder ihr Herz auf und ein Gefühl von unendlicher Liebe durchströmte sie warm. Sie starrte weiter wie gebannt auf ihr Spiegelbild. So hatte sie sich noch nie gesehen. „Fast wie ein Engel!“, flüsterte sie glücklich. „Mein Gesicht wirkt unglaublich weiblich und absolut liebenswert! Ist das schön!“
„Ist was?“
Ivonne erschrak. Sie war so vertieft in ihre eigene Betrachtung, dass sie gar nicht bemerkte, wie eine Frau ebenfalls die Toilette

betreten hatte und nun neben ihr stand und sie verwundert und irritiert anstarrte.
Sie lächelte. „Nein! Ich erfreue mich nur an meinem Spiegelbild!"
„Ach ja!" Die Frau ging, den Kopf verständnislos schüttelnd, hinaus und Ivonne verließ ebenfalls die Toilette.
Petra erwartete sie schon ungeduldig. „Na endlich, da kommt ja unsere Schönheitskönigin!" Sie schob Ivonne einen Stuhl zurecht und fuhr fort: „So und jetzt heraus mit der Wahrheit! Wie heißt dieses Verjüngungselixier?"
Ivonne schaute sie an und grinste. „Willst du das ernsthaft wissen?"
Petra verdrehte wild die Augen und wiederholte mit gespielt drohendem Unterton: „Wie heißt dieses Verjüngungselixier?" Dann packte sie Ivonnes Handgelenke und rief: „Wenn du jetzt nicht sprichst, schüttel ich es aus dir heraus!"
„Also gut!", entgegnete Ivonne fröhlich, „bevor du mich noch folterst! Es heißt: Wahre, erfüllte Sexualität!"
Petra sah sie völlig überrascht und sprachlos an.
Ivonne grinste schelmisch, als sie ihr verdutztes Gesicht sah. „Das hättest du nicht erwartet, stimmt es?"
„Nein, bei dir mit Sicherheit nicht!", bestätigte Petra.
„Was heißt denn bei mir nicht?"
„Na, ich habe halt gedacht, dass dir Treue ganz wichtig ist!", erklärte Petra.
Jetzt blickte Ivonne sie erstaunt an. „Was hat das mit Treue zu tun?"
„Du warst doch ganz verliebt in deinen Mann und jetzt hast du plötzlich einen anderen!"
Ivonne lachte laut. „Ach so, du meinst, ich habe einen Neuen!

Nein, meine Liebe! Der Mann ist derselbe, nur der Sex ist neu!“
„Wie, der Sex ist neu?“ Petra blickte sie nun vollends verwirrt an. „Wie kann der Sex mit dem gleichen Mann neu sein? Das kapiere ich nicht. Erst vor ein paar Tagen haben wir doch darüber gesprochen, dass das alles mit der Zeit zur Routine wird und sich irgendwann im Nichts verliert. Es sei denn, es reitet zufällig mal ein neuer Prinz vorbei.“
„Das mit dem Prinz war nur deine Idee!“, erwiderte Ivonne amüsiert. „Ich habe damals gesagt, dass ich der Meinung bin, es müsste da noch mehr geben!“
„Ja, vielleicht Handschellen und Peitschen!“
„Petra!“ Ivonne gab ihr einen Schubs. „Jetzt hör aber auf, du Hexe!“
Petra grinste. Dann überlegte sie kurz und sagte: „Ok. Du hast also neuen Sex mit dem alten Mann. Habe ich das richtig verstanden?“
„Ja! Aber der alte Mann ist nicht alt! Das kann ich dir versichern,“ Ivonne lächelte vielsagend.
„Du machst mich echt verrückt!“, rief Petra und Ivonne bestätigte schmunzelnd: „Er mich auch!“
Petra faltete die Hände und hämmerte jedes einzelne Wort, das sie nun sprach auf ihren Schoß. „Ivonne, würdest du mir bitte nun einmal ernsthaft erklären, was es mit dem neuen Sex, deinem alten oder von mir aus auch neuen alten Mann und deiner glatten Haut auf sich hat, bevor ich hier jetzt gleich vollends wahnsinnig werde!“
„Aber gerne!“, antwortete Ivonne mit säuselndem Unterton. „Reg dich doch nicht so auf, meine Süße! Ich erzähl dir alles, was du wissen möchtest.“

Dann legte sie ihre Hand auf Petras Rücken und tat so, als wollte sie diese damit beruhigen. Gleichzeitig blitzte ihr der Schalk aus den Augen.
„Es ist soweit!", rief Petra, sprang auf und deutet Ivonne an, ihr mit beiden Händen an den Hals zu wollen. Ivonne wehrte sich, indem sie Petra festhielt. Dann fielen sich beide in die Arme und lachten Tränen. Als sie sich nach ein paar Minuten langsam wieder beruhigt hatten, blickte Petra Ivonne erneut in die Augen.
„Es ist echt schön, dich so strahlen zu sehen und irgendwie steigt in mir gerade eine riesengroße Hoffnung auf. Eine Hoffnung, dass ich etwas wirklich Tolles erfahre und sich damit mein Leben und meine Beziehung positiv verändern."
Wieder liefen ihr Tränen übers Gesicht. Diesmal waren es Tränen der Sehnsucht.
„Ich verstehe dich!", sagte Ivonne und strich ihr liebevoll über die Wange. „Glaube mir, deine Wünsche werden wahr. Es ist wirklich so, dass ich eine ganz neue Art der Sexualität kennengelernt habe, die dich total erfüllen und wie du bei mir ja siehst, innerlich wie äußerlich positiv verändern wird. Es ist der Jungbrunnen für dein Leben! Das Lustige dabei ist, dass es gar keine neue Art, sondern eine alte, nämlich, die ursprüngliche ist. Du wirst dadurch in dir und in deiner Partnerschaft zu Frieden und unendlichen Glück finden."
Ivonnes Augen leuchteten und auch Petra schaute ergriffen und sehr bewegt. „Das hört sich so toll an!"
„Und genau so ist es!", erwiderte Ivonne und begann in groben Zügen zu schildern, was sie in den letzten Tagen erfahren und inzwischen schon selbst erlebt hatte.

Petra hörte ihr sehr aufmerksam und mehr und mehr begeistert zu. Zum Schluss sagte sie total überwältigt: „Das ist es!“
Sie umarmte Ivonne. „Das möchte ich auch lernen und in meiner Beziehung leben. Wie kann ich das meinem Mann beibringen?“
Ivonne überlegte kurz und antwortete: „Christina und Peter geben dazu ja Seminare. Ralf und ich, sowie Ramona und ihr Freund wollen das auf jeden Fall mitmachen, um einfach noch tiefer einzusteigen, alles klarer und direkter zu erfahren und damit auch besser zu verstehen.
Es ist doch noch mal etwas anderes die Informationen direkt von Menschen persönlich zu bekommen, die schon jahrelang damit Erfahrungen gesammelt haben. Des weiteren nimmt zum Beispiel der Ehemann eine Erklärung von neutralen Menschen leichter an, als von der Partnerin oder umgekehrt natürlich auch die Ehefrau vom Partner. Wenn ihr beiden genauso Lust dazu habt, könnte ich Christina anrufen und fragen, ob sie hier bei uns in der Stadt vielleicht ein Seminar veranstalten würden.“
„Das wäre genial!“, rief Petra zufrieden. „Mein Mann und ich wären auf jeden Fall dabei!“
„Gut“, erwiderte Ivonne. „Ich gebe dir dann Bescheid. Aber jetzt sollten wir, glaube ich, noch etwas arbeiten!“
„Wenn du meinst!“ Petra drückte sie noch einmal sehr liebevoll. „Ich danke dir sehr herzlich für dieses Geschenk, das du mir heute gemacht hast, liebe Ivonne. Ich hoffe, dass ich sehr bald diesen Frieden in mir finden werde.“
„Ganz bestimmt“, sicherte ihr Ivonne zu. „Einmal in dir und dann sicherlich auch mit deinem Partner den Frieden zu zweit!“

## Frieden zu zweit

Die Zeit macht sich auf und davon
und lässt uns Unendlichkeit spüren
im Ohr summt ein lieblicher Ton
den wir als beruhigend küren

Die Augen verwandeln sich gar
in wunderschön strahlende Blüten
und auch unser Kopf stoppt fürwahr
das ständige Denken und Wüten

Der Körper erscheint uns so leicht
als könnten wir schwerelos fliegen
und jeder Bewegungsdrang weicht
schon bald einem zärtlichen Wiegen

So fühlen wir völlig befreit
mit grenzenlos offenem Herzen
die wahrliche Liebe zu zweit
beim Widerschein flackernder Kerzen

Das führt uns zum Ursprung zurück
und bringt uns egal wie verschieden
in jedem Fall wirkliches Glück
und damit vollkommenen Frieden

Gleich nach der Arbeit nahm Ivonne das Telefon, um Christina anzurufen und freute sich sehr, als diese sich auch tatsächlich meldete. „Das ist ja schön, dass ich dich erreiche! Wie geht es euch denn?“

„Uns geht es prima“, antwortete Christina. „Euch sicherlich auch, habe ich recht?“

„Ja“, sagte Ivonne. „Wir üben fleißig und können sogar schon kleine Erfolge verbuchen. Gestern war es zum Beispiel wundervoll und stell dir vor, heute früh ist dann meiner Kollegin tatsächlich aufgefallen, dass ich viel mehr strahle!“

„Na das ist doch eine gute Nachricht“, erwiderte Christina. „Herzlichen Glückwunsch!“

Ivonne bedankte sich und fuhr fort: „Ich habe eine Frage bezüglich eurer Seminare.“

„Wie kann ich dir helfen?“

„Nun Ramona hat ja gesagt, dass sie mit Michael ein Seminar bei euch besuchen möchte. Ich würde mit Ralf auch gerne kommen und meine Kollegin meinte heute früh, dass auch sie und ihr Partner Interesse hätten. Nun wollte ich einfach mal wissen, ob ihr das in diesem Fall auch hier bei uns anbieten würdet.“

„Sicher“, antwortete Christina. „Wenn ihr einen schönen Raum habt, kommen wir sehr gerne.“

„Ach das wäre ja toll!“, freute sich Ivonne. „Weißt du, ich bin auch total begeistert, dass meine Kollegin mitmachen möchte, denn die hat, so viel ich weiß, inzwischen schon sehr massive Probleme mit ihrem Partner. Sie sagt, dass sie immer weniger Lust verspürt und teilweise sogar Schmerzen hat. Doch ihr Mann will dagegen immer mehr Sex.“

„Das kenne ich von vielen Paaren", bestätigte Christina.
„Ich erkläre das gerne mit dem Bild der Waagschale. Alles in uns strebt danach, im Gleichgewicht zu sein. Das ist das Gefühl, wenn wir in unserer Mitte sind. Die beiden Schalen der Waage sind auf gleicher Höhe.
Beim herkömmlichen Sex kommt es jedoch mit der Zeit auf Grund der ewigen Reibung zu Verschiebungen. So kann es bei Paaren, die länger zusammen sind, passieren, dass die Frau auf einmal Schmerzen verspürt, sich deshalb zurückzieht und resigniert. Sie merkt genau, dass sie das nicht mehr will, weil es ihr nicht gut tut, sieht aber gleichzeitig keine Alternative.
Kippt die Waagschale auf die andere Seite, dann heißt das, dass dieser Typ von Frau immer unsensibler wird und dadurch ständig mehr Stimulation braucht. Sie spürt sich kaum noch und ist ständig hungrig nach Sex, weil sie sich satt und emotional genährt fühlen möchte.
Ich persönlich bin sogar der Meinung, dass die Hitzewallungen und andere sogenannte Wechseljahrsbeschwerden sicherlich auch durch den herkömmlichen Sex mit verursacht werden. Das ist fast wie bei einem Dampftopf. Er speichert sehr lange die Hitze. Doch irgendwann muss der Druck abgelassen werden. Deshalb meldet sich der Körper auf diese Weise in der zweiten Lebenshälfte und will, dass wir uns dem Thema stellen!"
„Das klingt absolut plausibel", entgegnete Ivonne.
„Doch wie sieht das bei den Männern aus?"
„Auch bei den Männern gibt es die zwei Möglichkeiten, in die sich die Waagschale bewegen kann.
Auf der einen Seite können ebenfalls Schmerzen auftreten.

Auf der andren Seite verliert der Mann immer mehr die Lust am Sex, weil er nichts mehr spürt und dadurch ständig stärkere Reize braucht. Er bekommt häufig Probleme mit der Erektion oder leidet unter vorzeitiger Ejakulation. Das sind Dinge, die einen Mann zutiefst ängstigen und belasten, weil er sich als Versager fühlt.

Schlägt die Waagschale auf die andere Seite aus, passiert es diesen Männern, wie bei den Frauen, dass sie nicht satt werden. Das heißt in diesem Fall, dass dieser Typ von Mann ständig Sex will und immerzu Lust hat. Er wird oft fordernd und aggressiv, wenn er nicht bekommt, was er will. Er ist total begierig und verschlingt die Frauen oftmals schon mit den Augen. In seinem Kopf dreht sich alles um Sex. Doch auch er fühlt sich nie genährt, sondern matt und leer.

Das Dilemma ist einfach die tiefsitzende Konditionierung und unsere Annahme, Sex habe stets etwas mit wilden Bewegungen und bestimmten Handlungen mit dem obligatorischen Ziel Orgasmus zu tun.

Aber auch die Männer werden zunehmend bewusster und merken, dass das nicht der richtige Weg ist."

„Das finde ich auch", bestätigte Ivonne. „Sie haben ja auch teilweise ganz schön zu kämpfen. Gerade was das Thema Erektionsprobleme betrifft."

„Genau so ist es", fuhr Christina fort. „Diese sogenannten Potenzprobleme sind der Horror für die Männer. Sie leiden zutiefst darunter. Sie haben Versagensängste und machen sich deshalb immer mehr Druck, was natürlich zu weiteren Problemen führt. Das ist ein richtiger Teufelskreis. Aus Verzweiflung nehmen sie irgendwelche Pillen.

Natürlich sind auch ihre Partnerinnen damit unzufrieden, machen ihnen Vorwürfe und geben ihnen die Schuld dafür."
„Ist das denn nicht so?", fragte Ivonne.
„Nein", entgegnete Christina. „Die wenigsten wissen, dass fehlende Erektion oder vorzeitiger Samenerguss auch etwas mit der Frau zu tun haben. Unbewusst sendet die nämlich die Botschaft aus: Ich will oder ich kann dich nicht in mir haben. Ist sie dagegen zu überreizt, dann explodiert der Penis sofort. Die Vagina ist, das stellen wir auch beim Verschmelzen fest, der Nährboden für den Penis. Wenn dieser spürt, dass er nicht in Liebe empfangen, sondern höchstens geduldet wird, zieht er sich zurück."
Ivonne lachte. „Das hört sich an, als ob die beiden selbstständig miteinander kommunizieren würden."
„Du lachst, aber glaube mir, das machen die auch. Das wirst du bald selbst bemerken, wenn ihr weiter dran bleibt. Du kannst das, wenn du willst auch mal testen, indem du dir vorstellst, dass du den Penis nicht in dir haben möchtest, während ihr verschmolzen seid. Oder du sendest in Gedanken, dass du ihn mit Freuden empfängst. Das macht dann deine Vagina mit dem Penis von Ralf direkt aus, das wirst du sehen."
Ivonne kicherte. „Inzwischen halte ich alles für möglich!"
„Unser Körper ist unser Tempel!", erklärte Christina weiter. „Genauso ist er unser Freund. Er ist sehr tolerant und versucht so lange es geht auszugleichen. Aber irgendwann reagiert er dann und zeigt uns, dass etwas nicht mehr stimmt. Wenn wir weiter keine Notiz davon nehmen, reicht oft nur noch ein entsprechender Auslöser und er reagiert mit Krankheiten, die in schlimmen Fällen sehr massiv werden können.

Beispiele dafür sind die Krebserkrankungen. Die Stellen, an denen wir erkranken, zeigen uns, wo etwas nicht mehr in Ordnung ist. Im Bereich der Sexualität dreht es sich dabei um Brust-, Gebärmutter- oder Prostatakrebs. Wir müssen uns klar machen, dass diese Krankheiten niemals gegen uns gerichtet sind, sondern ein Hinweis und Hilferuf unserer Selle bedeuten. Deshalb ist es enorm wichtig, diesen Ruf zu hören und die Psyche bei der Behandlung mit einzubeziehen.
Nur mit Pillen und Operationen werden die Ursachen nicht aufgelöst. Deshalb sollten wir Eigenverantwortung übernehmen, die Ursachen klären und mit den daraus gewonnen Erkenntnissen unser Leben in diesem Bereich verändern. Das schenkt uns Heilung auf allen Ebenen."

# Krankheit

Sie kommt auf leisen Sohlen
oft über Nacht sogar
und macht uns unverhohlen
mit ihrem Auftritt klar

Es gibt in unserm Leben
wohl irgendeinen Grund
bei dem läuft grad mal eben
nicht alles richtig rund

Das heißt, sie lässt erkennen
ist Hilfe und Gewinn
und hat, ums klar zu nennen
so immer einen Sinn

Doch viele sehen leider
sie trotzdem nur als Feind
und deshalb wird sie weiter
bekämpft und auch verneint

Begegnet man dagegen
ihr offen und bereit
dann wird ihr Sein zum Segen
und zwar zu jeder Zeit

Drum nimm, wenn sie dich findet
die Krankheit erst mal an
selbst wenn sie quält und schindet
ist sie nicht schlecht, denk dran

Versuch dich zu erinnern
was kurz zuvor geschah
und wart in deinem Innern
dann auf ein klares Ja

Tust du das ohne Bange
so zeigt sich der Konflikt
der oftmals schon sehr lange
ganz leise in dir tickt

Egal was du auch findest
es hilft dir, glaub mir nur
dass du sie überwindest
und bringt dir Heilung pur

Als Ralf nach Hause kam, empfing ihn Ramona bereits im Flur, umarmte ihn inniglich und begrüßte ihn mit den Worten: „Hallo, mein Liebster, ich freue mich sehr, dass du wieder da bist. Es ist so schön, dass es dich gibt."
Ralf küsste sie und erwiderte: „Grüß dich mein Schatz. Ich bin auch froh endlich daheim bei dir zu sein."
Sie setzten sich ins Wohnzimmer und Ivonne fragte: „Hast du Hunger?"
Er schüttelte den Kopf. „Ne, ich habe schon unterwegs etwas gegessen."
Ivonne rückte ans äußerste Ende der Couch und sagte liebevoll: „Komm, ruh dich erst mal etwas aus. Bist bestimmt wieder total müde!"
Erneut schüttelte Ralf seinen Kopf. „Nein, heute bin ich noch fit! Der Tag war wahrscheinlich nicht so anstrengend. Komisch, das ist mir gar nicht so vorgekommen!"
Grinsend antwortete Ivonne: „Und das trotz der kurzen Nacht!"
Ralf schaute sie überrascht an. „Das habe ich völlig vergessen. Ist sicher eine Übermüdungserscheinung."
Ivonne nickte und grinste noch mehr. „Klar. Das ist natürlich eine Übermüdungserscheinung! Was auch sonst!"
Nach einer kurzen Pause fuhr sie fort: „Mir ging es heute genauso. Als ich nach dieser kurzen Nacht ins Büro kam, ist meine Kollegin fast ausgeflippt, nachdem sie mich erblickt hatte."
„So übermüdet hast du ausgesehen?"
„Ja, genau! Deshalb war sie auch vollkommen davon überzeugt, dass ich eine Verjüngungskur hinter mir hätte."
Ralf musterte sie unsicher.

„Sag mal, willst du mich verarschen?"
Ivonne antwortete entrüstet: „Aber Schatz, das würde ich doch niemals tun! Also bitte!"
„Irgendetwas stimmt nicht!", erwiderte Ralf verwirrt. „Wieso denn Verjüngungskur? Jetzt rede doch mal normal mit mir!"
„Ganz normal?"
„Ja, natürlich!" Ralf schüttelte wieder seinen Kopf. „Das kann ja wohl nicht wahr sein!"
„Also ganz normal", begann Ivonne zu erzählen, „kam ich heute früh nach unserer wundervollen aufregenden Nacht ins Büro. Dort haben sie festgestellt, dass ich total jung, frisch und strahlend aussehen würde."
„Und weiter?"
„Es scheint wohl so", erklärte Ivonne fröhlich, „als ob mir diese Nacht sehr gut getan hat. Im Gegensatz zu dir mit deinen Übermüdungserscheinung!" Dann lachte sie schallend.
Ralf überlegte kurz. „Meinst du, dass mir das gestern Abend so viel Energie gegeben hat?"
Ivonne zuckte mit den Schultern. „Sieht fast danach aus!"
Sichtlich beeindruckt sagte Ralf: „Das überrascht mich jetzt schon. Doch genauer betrachtet muss es wohl so sein!"
Ivonne umarmte und küsste ihn. „Ich hab dich lieb, mein Schatz!"
Anschließend streckte sie sich rücklings auf der Couch aus, legte ihren Oberkörper auf Ralfs Schenkel und kuschelte sich mit ihrem Kopf in seinen Arm. Er strich ihr sanft durch die Haare und legte seine Hand dann vorsichtig auf ihren Busen.
Ivonne seufzte: „Ach das tut einfach gut! Ich bin froh, dass du so ein zärtlicher Mann bist!"

Sie machte eine kurze genießerische Pause und stellte entzückt fest: „Der Energiefluss von deinen Händen ist sogar durch meine Bluse zu spüren."
Danach gingen beide ihren Gedanken und Empfindungen nach und genossen die Stille und gleichzeitig ihre Gemeinsamkeit.
Einige Zeit später sagte Ralf leise: „Weißt du, mein größtes Problem ist bei diesem Verschmelzen, dass ich dabei bleibe. Ich merke, dass ich immerzu abschweife und mit meinem Kopf ganz woanders bin. Deshalb spür ich dann auch nichts mehr!"
Ivonne blickte ihn liebevoll an. „Glaube mir, mein Schatz, das geht mir genauso. Das ist ganz normal, wenn man noch ungeübt ist. Ich habe gestern Abend beim Spazierengehen mit Ramona darüber gesprochen."
„Ja und was meint sie?"
„Sie hat gesagt, dass man das erst mal nur entspannt beobachten soll. Keine Verurteilung, von wegen man macht etwas falsch, und vor allem keinen Stress! Wichtig ist, dass man die Aufmerksamkeit einfach immer wieder bewusst ins Hier und Jetzt lenkt, sobald man bemerkt, dass man abgeschweift ist."
„Das mach ich ja. Aber es ist doch ein ständiges hin und her!"
Ivonne zuckte mit den Schultern und erklärte nachdenklich: „Am Anfang ist es das wohl schon. Doch ich denke und wünsche mir, dass die Sequenzen, in denen ich bewusst hier bin länger und länger werden. Irgendwann schaffe ich es dann bestimmt ständig da zu bleiben. Wer weiß?
Ramona hat mit auch noch ein paar Hilfsmittel verraten, mit denen wir uns alleine und auch zusammen bewusst in der Gegenwart halten können.

Zum einen ist es das Atmen. Wenn du sehr langsam ein- und ausatmest und den Atem genau beobachtest, wirst du nicht von irgendwelchen Gedanken abgelenkt. Ramona erklärte mir, dass es für jeden toll ist, sich alleine auf seinen Atem zu konzentrieren. Aber genauso kann man zu zweit gemeinsam im selben Rhythmus atmen und sich dadurch zusätzlich noch stärker verbinden. Du darfst also, um nicht abzudriften, auf meinen Atem achten und mitatmen, oder du atmest ganz bewusst und stellst dir vor, wie bei jedem Einatmen die Energie durch deinen Penis strömt. So bist du mit deiner Aufmerksamkeit schon da, wo du sein möchtest.

Eine weitere Möglichkeit ist, dass man sich gegenseitig leicht mit der Hand berührt. So kannst du vorsichtig meinen Busen streicheln und ich deinen Bauch oder irgendein anderes Körperteil.

Das ist auch hilfreich, meint Ramona, wenn man merkt, dass der Partner in Gedanken weit weg ist. Gleichzeitig stimuliert es natürlich den Energiefluss."

„Das sind echt tolle Tipps!", bestätigte Ralf. „Gut, dass du Ramona gefragt hast. Gibt es denn noch mehr davon?"

„Ja, wir sollten uns immer wieder mal anschauen, während wir uns auf diese Weise lieben. Das hält einen ebenfalls im Hier und Jetzt. Zusätzlich intensiviert der Augenkontakt das Zusammensein."

Ralf nickte. „Darüber haben wir, nach einem Gespräch, das du mit Ramona hattest, schon einmal geredet. Sie erklärte dir damals, dass wir uns über die Augen unserem Partner tief öffnen und im Grunde bis in die Seele schauen lassen würden. Irgendwie hat sie auch gesagt, dass dadurch sexuelle Energie frei wird."

„Richtig!", stimmte Ivonne zu. „Das hast du dir gut gemerkt!

Noch ein Hilfsmittel ist, dass man sich von Zeit zu Zeit leicht bewegt oder die Stellung etwas ändert und sich dadurch ebenfalls zurückholt. Dabei ist es allerdings wichtig, darauf zu achten, dass die Bewegungen nicht zu schnell werden, denn sonst kann es passieren, dass man sich zu sehr in die Erregung steigert. Es sollte also eher ein langsames, liebevolles Anregen bleiben, denn nur dadurch kommt man in den Genuss, dass ein nährender Fluss aus Liebe und Verbundenheit mit dem Partner entsteht!
All diese Dinge bringen einen vom Tun und Denken viel besser ins Sein und Fühlen. Sogar, wenn man ab und zu etwas miteinander redet."
„Miteinander redet?", fragte Ralf erstaunt.
„Natürlich! Warum denn nicht. Ein paar zärtliche erotische Worte sind doch wunderschön. Ramona meinte sogar, dass es sehr gut ist, sich darüber auszutauschen, was man gerade fühlt. Das bringt einen ebenfalls wieder sehr stark mit seiner Wahrnehmung in Kontakt. Glaube mir, Worte können sehr viel bewirken.
Folge also stets deinen spontanen Impulsen, ohne dich auf ein Ziel zu fixieren!"

# Zärtliche Worte

Worte umschmeicheln mich zärtlich bewegt
schwärmen von inniger Liebe
klingen betörend und lustvoll erregt
wecken die köstlichsten Triebe

Steigern Verlangen und fördern zuhauf
in mir ein wildes Gewühle
gleichfalls ermuntern sie, bauen mich auf
stärken auch Selbstwertgefühle

Streicheln die Seele mit goldenem Licht
können mein Herz tief berühren
zaubern ein Lächeln ins frohe Gesicht
lassen Begeisterung spüren

Bringen mich wieder ins Hier und ins Jetzt
um mich bewusst zu verbinden
spenden mir Frieden und helfen zuletzt
wahre Erfüllung zu finden

Kurz nachdem sich Ivonne am nächsten Morgen im Büro an ihren Schreibtisch gesetzt hatte, flog die Tür auf und Petra stürmte auf sie zu. „Du hast mir meine Nacht geraubt! Ich sehe zehn Jahre älter aus! Mein Mann hat mir gedroht sich eine andere zu suchen! Gleichzeitig meint er, ich hätte den Verstand verloren und will mich deshalb in die Anstalt einweisen lassen! Meine Katze hat nach dem Tumult gestern Abend das Weite gesucht, zwei Kaffeetassen liegen in Scherben im Müll und ich weiß noch nicht, ob ich besser ins Kloster gehe!"

Ivonne starrte sie entsetzt an und rief: „Um Gottes Willen, Petra, was ist denn in dich gefahren? Du bist ja völlig außer dir!"

Petra antwortete in etwas ruhigerem Ton: „Ja, das war schon recht heftig gestern Abend!" Dann musste sie lachen. „Jetzt schau halt nicht so! Ich hatte einfach Probleme, deine Erklärungen richtig widerzugeben! Dann haben wir uns wieder mal, wie so oft in letzter Zeit, gezankt. Manchmal habe ich das Gefühl, dass eine richtige Mauer zwischen ihm und mir ist."

Ivonne nahm sie in den Arm. „Das tut mir leid!"

Petra schüttelte den Kopf. „Es muss dir nicht leid tun! Wie gesagt, das hat doch nichts mit dir zu tun. Ich bin dir immer noch dankbar, denn ich bin mir sicher, dass all das, was du mir erzählt hast, eine ganz große Chance für meine Beziehung sein kann."

„Ich verstehe dich!", erwiderte Ivonne, „weil ich genau das Gleiche empfinde. Genauso habe ich selbst erfahren, wie schwierig es ist, das seinem Partner verständlich zu erklären, wenn man selbst noch gar nicht alles begriffen hat."

„Der meint halt gleich", unterbrach sie Petra, „ich würde seine Potenz anzweifeln und wäre nicht mehr zufrieden mit seiner

Leistung. Das ist genau das Dilemma, von dem du geredet hast. Sex mit Leistungsdruck. Man muss dafür sorgen, dass die Partnerin auch einen Orgasmus hat und dann ist die noch nicht einmal zufrieden. Diese unsägliche Fixierung auf das Ziel! Das ist so ein Mist!“

Ivonne besänftigte sie. „Jetzt reg dich nicht noch mehr auf. Wir alle haben es doch nicht besser gewusst und deshalb gemeint, dass wir es richtig machen. Freue dich, dass du zu den Menschen gehörst, die das nun ändern können!“

Petra nickte. „Du hast recht. Ich habe dir ja gestern schon gesagt, dass das für mich ein ganz großes Geschenk ist. Daran hat sich nichts geändert. Hast du übrigens schon abklären können, ob deine Bekannten hier ein Seminar durchführen würden?“

„Ja“, antwortete Ivonne. „Das klappt auf jeden Fall. Aber ob dein Mann dann noch mitmachen wird?“ Sie sah Petra fragend an.

„Der wird auf jeden Fall dabei sein. Das weiß ich und so gut kenne ich ihn. Es sollte ihm nur vielleicht vorher jemand anders noch einmal erklären, um was es da eigentlich geht.“ Petra begann laut zu lachen. „Mein Gott, wenn ich mir überlege, was ich da gestern für ein Gestammel hatte. Ist doch kein Wunder, dass er so reagiert hat!“ Die Tränen liefen ihr übers Gesicht und sie hielt sich den Bauch. Nachdem sie sich wieder etwas beruhigt hatte, sagte sie: „Das ist schön, dass das Seminar hier stattfindet. Nur schade für meine liebe Freundin!“

„Warum?“, fragte Ivonne.

„Ich habe ihr auch davon erzählt“, erklärte sie. „Doch sie meinte, dass das leider zu spät kommt, denn sie hat sich inzwischen von ihrem Partner, auch hauptsächlich wegen sexueller Probleme getrennt und ist im Moment Single. Außerdem ist sie gerade auf Männer nicht so gut zu sprechen.“

„Das Seminar ist auch für Singles!“, warf Ivonne ein.

„Aber ich frage mich, was die davon haben, ohne Übungspartner?“ Petra schaute sie unsicher an.

„Sie können auf jeden Fall für sich alleine die Energie in ihrem Körper entdecken. So wie wir auch unabhängig von unserem Partner diesen Energiefluss in uns aktivieren sollten. Selbst beim Verschmelzen ist jeder für sich eigenverantwortlich und darf auf sein Inneres achten. Wir sind nicht mehr, so wie früher bei der Geschichte mit dem Orgasmus, dafür zuständig, dass es dem anderen gut geht und er irgendein Ziel erreicht. Verstehst du, was ich meine?“

„Ja, ich verstehe“, bestätigte Petra, worauf Ivonne weiter erklärte: „Deine Freundin kann also auch beide Hände auf ihre Brüste legen und sich vorstellen, dass goldenes Licht bis in ihrer Vagina und ihren ganzen Körper fließt. Das wird übrigens laut Christina im Seminar ausführlich erklärt und geübt.

Genauso können männliche Singles den Fluss von der Peniswurzel bis hoch in ihren Brustraum und ihren ganzen Körper entdecken und verfolgen. Welche weiteren Vorteile es noch für Singles gibt, das Seminar mitzumachen, frage ich nachher Christina, denn ich muss sie eh noch anrufen.“

„Also gut, dann komm ich später noch einmal vorbei“, sagte Petra.

„Aber bitte nicht so stürmisch, wie vorhin“, antwortete Ivonne mit fröhlichem Lachen.

„Wer weiß, was noch geschieht!“ Petra verließ ebenfalls lachend den Raum.

In der Mittagspause rief Ivonne Christina an um ihr mitzuteilen, das sie schon einen Raum gefunden hatte.
„Prima!“, sagte Christina.
„Ich möchte gerne noch einige Bekannte ansprechen und ihnen das Seminar ans Herz legen“, erklärte Ivonne. „Was kann ich denen den noch interessantes sagen?“
„Nun“, antwortete Christina, „ganz wichtig ist, ihnen mitzuteilen, dass dieses Seminar für Menschen aller Altersgruppen ist. Jeder sollte diese Informationen bekommen und verstehen. Viele denken, es sei nur etwas für ältere Leute. Dabei ist es gerade toll, schon so früh wie möglich davon zu erfahren. Je länger man wartet und die herkömmliche Art der Sexualität lebt, umso unsensibler wird man halt! Genauso darfst du hervorheben, dass der Besuch des Seminars nicht bedeutet, dass man sexuelle Probleme hat. Das ist nämlich oftmals eine Angst der Männer. Sie meinen, wenn sie da hingehen, heißt das, dass sie es als Mann nicht mehr bringen. Doch das ist absoluter Blödsinn. Im Gegenteil, ich persönlich habe sehr großen Respekt gerade vor den Männern, die sich für diese neue Möglichkeiten öffnen, weil sie erkennen, dass der herkömmliche Sex nicht die ganze Weisheit sein kann.
Dieses Seminar löst oftmals im Vorfeld Ängste und Widerstände aus, die man liebevoll wahrnehmen darf und dann aber erst recht teilnehmen sollte.
Ein weiteres, sehr bedeutungsvolles Thema ist, dass jedes Familienmitglied davon profitiert.
Kinder spüren ganz genau, ob sich Mutter und Vater wirklich lieben. Wenn die Eltern also diese neue Richtung lernen und praktizieren, bringt das der Familie eine friedliche, ausgeglichene

Atmosphäre, in der Achtsamkeit und Respekt vorherrschen. Die Kinder wachsen damit in einem Umfeld von bedingungsloser Liebe auf."

„Das kann ich mir sehr gut vorstellen", bestätigte Ivonne. „Da du gerade von den Paaren gesprochen hast. Wir haben hier eine Frau, die vielleicht auch mitmachen möchte. Sie ist Single. Was bringt ihr denn das Wissen, außer dem, dass sie die Energie natürlich selbst in sich alleine entdecken wird."

Christina antwortete: „Ich halte die Informationen des Seminars für so enorm wichtig, dass sie meiner Meinung nach jeder Mensch erhalten sollte. Gerade auch Singles werden dadurch eine ganz neue Ausrichtung und Ausstrahlung bekommen und wissen dann genau, was sie wollen. Auf Grund des Resonanzgesetzes, ziehen sie natürlich entsprechende Partner an. Des weiteren wirken sie durch das, was sie nun aussenden, attraktiver für andere. Das macht die Partnersuche zusätzlich um einiges leichter.

Genauso kann man eine neue Beziehung schon auf einem ganz anderen sexuellen Niveau beginnen, indem man den Partner gleich am Anfang einweiht, wie man sich künftig auf dieser Ebene begegnen möchte. Auch dafür ist das Seminar ein gutes Übungsfeld, weil hier all die Themen ohne Tabus besprochen werden. Es bringt einfach sofort Klarheit, wenn man es gelernt hat, über seine Bedürfnisse offen zu reden und damit von vorne herein einer viel tieferen Verbindung den Weg frei zu machen."

## Seelenpartner

Ein Blick genügt und dir ist klar
schon in den ersten Stunden
all deine Träume wurden wahr
du hast ihn nun gefunden

Unglaubliche Verbundenheit
erfüllt sich auf der Stelle
als fändest du nach langer Zeit
zurück zu deiner Quelle

Aus dieser sprudelt goldnes Licht
und froh gelauntes Lachen
verzaubert so dein Angesicht
und lässt dich neu erwachen

Du öffnest dich der Leidenschaft
mit zärtlichstem Bestreben
und fühlst Vertrauen, Glück und Kraft
wie nie zuvor im Leben

So drehst du dich mit frohem Mut
in liebevollem Reigen
denn diesmal hängt, das spürst du gut
der Himmel voller Geigen

„Schau“, sagte der kleine Engel liebevoll, „ich habe hier einen wunderschönen goldenen Schlüssel, mit dem du all deine Türen und Tore öffnen kannst.“
Er zeigte Ivonne ein kleines Schlüsselchen, das zwar hell und golden glänzte, jedoch ansonsten nichts Außergewöhnliches an sich hatte.
„Aber der sieht so normal aus“, erwiderte Ivonne, „ich hätte gedacht, er müsste irgendwie total kompliziert zusammengesetzt sein, nachdem er ja für alle Türen passen soll!“
Der kleine Engel lächelte.
„Etwas Gutes muss nicht immer gleich auch kompliziert sein. Im Gegenteil: Gerade seine Einfachheit macht ihn so besonders! Deshalb empfehle ich dir, dass du ihn einfach benützt. Schließe nacheinander deine Türchen auf und öffne dich für das goldene Licht, das dann immer tiefer in dich einfließen kann.“
Er reichte Ivonne den Schlüssel.
Sie nahm ihn sehr vorsichtig und fast schon ehrfürchtig in ihre Hände. Ihr Herz begann wild zu hüpfen und eine unendliche Welle der Freude und des Glücks durchströmte sie. Um sie herum erblühten plötzlich die herrlichsten Blumen und aus allen Richtungen erklang fröhlich jubelnder Chorgesang. Sie war so ergriffen von all dem, dass ihr Tränen der Freude über die Wangen liefen, die im strahlendem Sonnenschein als viele kleine Regenbogen auf die Erde tropften.
Auf einmal erblickte sie Ralf, der langsam auf sie zukam. Aufgeregt zeigte er ihr ebenfalls einen kleinen Schlüssel, der genauso aussah, wie der, den sie geschenkt bekommen hatte.
„Den habe ich gerade erhalten“, rief er.“

„Ich habe auch einen“, erwiderte Ivonne glücklich und hielt den Schlüssel hoch.
„Du musst ihn auf dein Herz halten!“, erklärte Ralf, „denn dann kann er seine ganze Wirkung entfalten.“
Ivonne tat, was er ihr empfohlen hatte und wurde sofort von einem unglaublich starken und fantastischen Gefühl der Liebe, das sich wie ein Wirbel sehr schnell um sie drehte, mitgerissen. Sie versuchte Ralfs Hand zu erreichen. Als das gelang, merkte sie, wie er sie mit seinen starken Armen an seine Brust zog und festhielt.
„Wahnsinn!“, rief sie ganz außer Atem. „Ich habe das noch nie erlebt! Was ist das nur?“
Ralf lachte und drückte sie noch fester an sich. „Das ist die reine Liebe, die aus deinem Herzen strömt, wenn du den Mut hast, es mit deinem Schlüsselchen, das du ja nun gefunden hast, zu öffnen!“
„Und wo sind wir hier?“
„Ich würde sagen“, antwortete Ralf liebevoll, „das hier ist das Paradies!“
Ivonne öffnete die Augen und schaute sich um. In ihrem Kopf drehte sich noch alles. Vom Regal neben ihr lächelte sie eine kleine Engelsfigur an. Die Uhr auf dem Nachttisch daneben zeigte ihr, dass es Samstag früh acht Uhr war. Sie drehte sich auf die andere Seite und sah Ralf tief und fest schlafen.
„Das war wohl ein Traum!“, dachte sie und lächelte. Sie versuchte sich zu erinnern. „Wir haben beide den Schlüssel zur Liebe und zum Paradies erhalten. Ach wie schön!“
Sie seufzte und spürte, wie sie eine warme Woge der Dankbarkeit durchströmte.
„Das ist so ein Glück“, flüsterte sie. „Vielen herzlichen Dank!“

„Bitte, bitte, gern geschehen!“ Ralf drehte sich ihr zu.
„Guten Morgen, mein Schatz. Du brauchst dich aber nicht zu bedanken, wenn ich aufwache“, scherzte er. „es reicht, wenn du mir die Füße küsst!“
„Als du mich vorhin im Traum auf Händen getragen hast, fand ich das romantischer! Ich wünsche dir gleichfalls einen wunderschönen guten Morgen.“ Auch Ivonne drehte sich ihm zu und kuschelte sich dann in seine Arme.
„Was ist denn mit dir?“, fragte Ralf. „Du bist ja so heiß! Hast du Fieber?“
Ivonne lachte. „Nein, ich habe gewiss kein Fieber. Ich bin nur einfach lebendig und energiegeladen.“
Sie machte eine kleine Pause, bevor sie ergänzte: „Und ich bin total offen und voller Liebe!“
Ralf lockerte daraufhin seine Umarmung und hielt sie etwas sanfter. Dann küsste er zärtlich ihre Lippen. Dabei zwinkerte er mit den Augen, weil er wusste, dass sie es gerne hatte, wenn seine Wimpern ihrer Wangen kitzelten.
Ivonne seufzte: „Du tust mir so gut mein Schatz.“
Sie bemerkte, wie ihre Brüste seine Haut berührten und beobachtete bewusst das Kribbeln, das dabei ihre Brustwarzen anschwellen ließ. „Brustwarzen“, dachte sie, „das ist auch so ein abstoßendes Wort, das uns die Gesellschaft lehrt. Nein, ich ersetze das jetzt mit den Worten Liebesknospen oder Lustknospen, denn das sind sie wirklich!“
„Es ist so schön, morgens Zeit im Bett zu haben und nicht gleich aufstehen zu müssen!“, stellte Ivonne zufrieden fest. „Ich spüre dich so gerne und meine Brüste sind auch schon ganz munter.“

Ralf legte eine Hand auf ihren Busen und erwiderte: „Die fühlen sich einfach göttlich an. Das gefällt mir beim Verschmelzen, dass ich mich um sie besonders kümmern darf." Er grinste.
Dann strich er mehrmals ganz leicht von den Schultern abwärts über ihre Brüste. Ivonne stöhnte lustvoll und sagte: „Das tut so gut. Ich merke deutlich, wie diese Berührungen Energiewellen bis in meine Vagina freisetzen. Wenn du meine Brüste leicht streichelst oder auch nur hältst, fühlt sich das wirklich so an, wie wenn du mit einem Schlüssel meine Vagina aufschließen würdest!"
„Dann bin ich also der Schlüsseldienst", stellte Ralf amüsiert fest. „Das kostet aber am Wochenende Zuschlag!"
„Oh man, Ralf, du bist echt köstlich", bemerkte Ivonne lachend. „Also den Spaß und Humor, auf den Christina immer wieder hingewiesen hat, bringst du mit! Das ist schon mal sicher."
Ivonne spürte, wie ihr Unterleib immer lebendiger wurde. Es schien so, als würde er sich mit goldenem Licht füllen, das aus ihren Brüsten floss.
Einige Zeit später begann ein gleichmäßiges Pulsieren direkt in ihrer Vagina. Es fühlte sich sehr warm und reizvoll an. Sie schälte sich vorsichtig aus Ralfs Umarmung und kniete sich neben ihn aufs Bett.
„Komm, dreh dich auf den Rücken", flüsterte sie.
Als Ralf sich gedreht hatte, begann sie mit weiten und sanften Bewegungen seinen Oberkörper zu streicheln. Langsam näherte sie sich seinem Unterleib und strich anschließend ganz zart und federleicht über seine Oberschenkel und seinen Penis. Sie achtete auch diesmal bewusst darauf, ihn nicht so wie früher zu sehr durch gleichmäßiges starkes Reiben zu erregen.

Stattdessen strich sie mit den Fingerspitzen immer wieder von der Wurzel seines Penis zärtlich bis zur Spitze aufwärts und legte anschließend ihre Hand ohne Druck und Gewicht darauf. Dabei bemerkte sie, dass ihre Berührung sehr schnell Wirkung zeigte.

„Das fühlt sich total gut an“, sagte Ralf genießerisch. „Ich habe ihn selten so lebendig gefühlt.“ Er lachte. „Man, jetzt rede ich auch noch über die Gefühlslage meines Penis!“

„Das ist doch klasse!“ Ivonne küsste ihn. „Wir wollen ja mit dem Scham und der Heimlichtuerei aufhören. Wenn wir es als etwas ganz Normales betrachten, schaffen wir damit alle Begrenzungen weg und können richtig frei genießen!“

Sie schaute ihm tief in die Augen. „Jetzt würde ich dich gerne in mit spüren, denn meine Vagina ist bereit für dich.“

Sie legten sich in die von Christina empfohlene entspannte Seitenposition und begannen sich zu verschmelzen.

„Langsam, Langsam“, flüsterte Ivonne.

„Es fühlt sich sensationell an, wenn ich mich Millimeter für Millimeter wahrnehme. Dein Heilstab streichelt meine Vagina dabei unglaublich zärtlich. Das habe ich früher nie so stark gefühlt.“

„Ich nehme es in diesem Zeitlupentempo auch sehr intensiv wahr“, bestätigte Ralf.

Dann lagen sie eine Weile still, gingen in sich und verfolgten, was sich in ihren Körpern tat.

„Ich kann heute echt ein pulsierendes Fließen spüren“, erzählte Ivonne nach einiger Zeit. „Überhaupt fühlt es sich an jeder Stelle, die du in mir berührst, anders an. Manche sind schon sehr lustvoll, andere eher noch wie betäubt. Aber das wird sich ändern!“

Ralf begann sich leicht zu bewegen. „Wenn ich ganz still liege, nehme ich ihn kaum noch wahr“, erklärte er.
„Das wird schon, wenn er erst wieder sensibler ist“, versuchte Ivonne ihm Mut zu machen.
„Ja“, antwortete er, „das habe ich jetzt schon oft gehört.“
Wieder beobachteten sie eine Zeitlang ruhig, was geschah. Dann drehte sich Ralf vorsichtig in eine leicht abgewandelte Stellung und sagte leicht genervt: „Jetzt ist er halt inzwischen gar nicht mehr steif!“
Ivonne schaute ihn an. „Bitte bleibe in dieser liebevollen Energie. Es braucht halt wirklich etwas Geduld. Am Anfang hast du doch auch festgestellt, dass du die Berührung intensiv gespürt hast. Versuch weiterhin entspannt zu bleiben. Das wird, ich spüre das!“
Sie verbrachten noch einige Minuten in dieser Position, trennten sich dann vorsichtig und legten sich beide auf den Rücken.
„Jetzt hinterher fühle ich, wie es in meinem Unterleib pulsiert und habe das Gefühl, dass mein Penis ganz dick und aufgeladen ist“, erzählte Ralf, nachdem sie eine Weile nur in ihre Körper gespürt hatten.
„Bei mir ist auch alles in Aufruhr“, bestätigte Ivonne. „Ich glaube, da passiert sehr viel! Christina hat mir vor kurzem erklärt, dass es wohl kaum etwas Heilsameres gibt, als ein liebender Penis in der Vagina, denn beim Verschmelzen befinden wir uns miteinander körperlich, geistig und seelisch in vollkommener Einheit.“
Sie seufzte glücklich. „Ach, ist das alles wunderbar! Erst der Traum und jetzt die Wirklichkeit.“

## Traum und Wirklichkeit

Ich sah dich, mein Liebling, im Traum heute Nacht
das hat mich begeistert und glücklich gemacht
drum möcht ich mit folgenden Zeilen
gleich alles auch gern mit dir teilen

Du standest vor mir als ein Engel im Licht
mit zauberhaft strahlenden, schönen Gesicht
Ich schaute dich an und erkannte
das Feuer, das hell in dir brannte

Die Freude am Leben, egal was du machst
die Zuversicht, die du versprühst, wenn du lachst
den Mut und das tiefe Vertrauen
und gleichfalls die Zartheit der Frauen

Die immer behilfliche, heilende Hand
den geistreichen, klaren und schlauen Verstand
und auch die gefühlvollen Seiten
die menschliche Wärme verbreiten

Das kostbare Herz, so vollkommen und rein
das jederzeit aufrichtig, freundliche Sein
die allgegenwärtige Güte
mit friedlichen sanften Gemüte

Die Liebe für alles, was lebt und gedeiht
die Hilfe für Menschen bei Kummer und Leid
ja schon das Verständnis alleine
für jeden, auch Schwache und Kleine

Das stets so bereitwillig offene Ohr
genau wie der ansteckend tolle Humor
die aufbauend stärkenden Worte
von außergewöhnlicher Sorte

Die mütterlich schützende, frohe Natur
in wunderbar weiblich geformter Figur
Verführung und lustvolles Streben
erotisch pulsierendes Beben

Der positiv vorwärts gerichtete Blick
das kreativ gute und große Geschick
der feste und eiserne Wille
all das sah ich dort in der Stille

Das Beste jedoch ist, ich sag es konkret
das Ganze, was jetzt nur als Traumbild hier steht
beschreibt auch mit Sicherheit eben
dich selbst und dein wirkliches Leben

„Ich habe mich gerade mit Ramona verabredet. Wir treffen uns in einer halben Stunde im Schlossgarten", sagte Ivonne zu Ralf. „Möchtest du mitkommen?"
Ralf schaute sie lustlos an und antwortete: „Du weißt ja, ich stehe nicht so auf die Spaziergänge im Schlossgarten!"
„Habe ich mir gedacht!", erwiderte Ivonne. „Dann gehe ich alleine, denn ich finde es toll, wenn sie Zeit hat mir noch so manches zu erzählen."
„Schlimm, wenn ich daheim bleibe?"
„Nein, es ist für mich in Ordnung", sagte Ivonne und verlies kurz darauf das Haus.
Ramona saß schon auf der Bank, die sie vorher als Treffpunkt ausgesucht hatten. Sie winkte, als sie Ivonne sah und begrüßte sie mit den Worten: „Hallo, du Liebe, dir scheint es ja gut zu gehen, so wie du strahlst!"
Ivonne gab ihr einen Kuss auf die Wange und antwortete: „Oh ja, mir geht es blendend! Ich habe mich ganz arg auf dich gefreut! Das Gespräch mit dir am Dienstagabend war so fantastisch. Dafür wollte ich dir auch noch einmal danken!"
„Du musst mir nicht danken!", erklärte Ramona. „Ich lerne immer wieder etwas Neues, wenn ich mit dir über dieses Thema rede. Übrigens finde ich die Idee mit dem Seminar hier in unserer Stadt genial. Wir sind selbstverständlich dabei!"
„Das wird der Knaller!" Ivonne klatschte in die Hände. „Ich kann's kaum erwarten."
Ramona schaute sie an. „Deiner Ausstrahlung und Lebendigkeit nach zu urteilen, scheint es ganz gut zu klappen mit dem Verschmelzen!"

Ivonne lächelte. „Es ist schon so, dass wir inzwischen etwas spüren, doch wir sind halt erst am Anfang und noch keine Profis wie ihr!"
„Von wegen Profis!" Ramona schüttelte den Kopf. „Nein, davon sind wir wohl auch noch weit entfernt. Das haben wir erst wieder vor Augen geführt bekommen, als wir am Dienstag von euch weg sind. Da hat es noch heftig gekracht!"
Ivonne sah sie erschrocken an und fragte: „Hatte das etwas mit uns zu tun?"
„Nein", beruhigte sie Ramona, „ganz bestimmt nicht. Michael musste am Mittwoch ja wieder abreisen und so wollten wir die Nacht davor noch einmal nutzen. Es fing alles ganz normal an. Doch irgendetwas klappte nicht so richtig. Es gab ein paar kurze Wortwechsel und plötzlich hatten wir den größten Krach miteinander. Das kannten wir noch gar nicht in unserer Beziehung. Naja, Michael hat dann auf der Couch geschlafen und ich saß stundenland aufrecht im Bett. War schon heftig!"
„Und was ist jetzt?", fragte Ivonne völlig erschüttert.
„Es ist alles wieder in Ordnung", beruhigte sie Ramona. „Dank Christina, die ich nämlich in meiner Verzweiflung am nächsten Tag angerufen habe. Von ihr erfuhr ich, dass das ganz normal war, was wir erlebt hatten, da wir in dieser Situation einfach nicht bewusst waren. Des weiteren erklärte sie mir, warum das passierte und was wir tun können, wenn es noch einmal soweit kommen würde."
„Ach die Christina!", seufzte Ivonne. „Was für ein Glück, das es sie gibt."
„Da hast du recht", bestätigte Ramona.
„Erzählst du mir, was sie dir gesagt hat?", fragte Ivonne und fügte lachend hinzu: „Du weißt ja, ich will alles wissen!"

„Ich bin doch genauso“, erwiderte Ramona.

Nach einer kurzen Pause fuhr sie fort: „Durch diese heilsamen Verbindungen, die wir beim Verschmelzen eingehen, kommen wir, das haben wir auch schon einmal besprochen, an tief liegende, grundlegende Lebensthemen und Erlebnisse, die noch nicht vollständig aufgelöst wurden.“

„Meinst du diese tiefen Verletzungen, die in unserem Gewebe abgespeichert sind?“

„Ja, genau, das ist ein Punkt. Es können aber auch unerlöste Lebensmuster oder selbsterrichtete Begrenzungen sein. Wichtig ist, dass man weiß, dass sie ihren Ursprung stets in der Vergangenheit haben. Es handelt sich dabei um nicht gelebte Gefühle, die sich angestaut haben und nie zum Ausdruck gebracht wurden. Ursachen sind unter anderem die herkömmliche Sexualität, traumatische Erlebnisse, negative Kindheits-erinnerungen, selbstkonstruierte Glaubenssätze aber auch kollektive Wunden.“

Ivonne hörte nachdenklich zu. Als Ramona eine Pause machte, fragte sie: „Was passierte denn dann bei euch? Ich meine, wie wirkt sich das aus, wenn man an so einen Punkt kommt?“

„Das geht urplötzlich“, erklärte Ramona weiter. „Du bist in tiefer Liebe verbunden und auf einmal überkommt dich, wie wenn jemand einen Schalter umlegt, dieses Gefühl von Getrenntsein. Je nachdem, welcher Knopf bei dir gedrückt wurde, brechen Wut, Frust, Aggressionen, Schuldzuweisungen, Ärger, Streit, Rechthaberei, Trauer oder viele andere Dinge aus dir heraus. Oftmals fühlst du dich dann unverstanden und allein gelassen. Du glaubst, du wärst ein armes Opfer und versinkst in Selbstmitleid.

Sei in diesem Fall, das hat mir Christina ans Herz gelegt, sehr achtsam mit dir und deinem Partner, denn Unbewusstheit kann die Liebe zerstören. Es handelt sich um deine unerledigten Themen und nicht um die deines Partners! Deshalb bist auch nur du für die Klärung und Aufarbeitung zuständig und selbst verantwortlich. Du solltest also nicht versuchen, sie deinem Liebsten in die Schuhe zu schieben. Wir hatten uns da am Dienstag auch in gegenseitige Schuldzuweisungen verrannt.

Christina erklärte mir einen guten Lösungsweg. Wenn du meinst, dass etwas in dir losbricht, dann teile das sofort deinem Partner mit. Sag ihm, dass du gerade in solch einen Prozess geraten bist und dich im Moment nicht mehr richtig öffnen kannst. Wenn es sehr starke Dinge sind, ist es am besten, sich erst mal räumlich zu trennen. Aber ich meine nicht, wenn dir plötzlich nur einmal Tränen kommen. Dann bleibt ihr natürlich einfach, wie wir es schon besprochen haben, liebevoll verbunden. Hier sind wirklich Fälle gemeint, bei denen ihr miteinander in Streit kommt oder zumindest die Gefahr dafür besteht. Da ist es angebracht, euch zu trennen Sag deinem Partner, was du machst und teile ihm vor allem mit, dass du hinterher wieder zurückkehrst. Suche dir dann am besten ein geeignetes Ventil, das dir hilft, die Emotionen und Erinnerungen loszulassen."

„Was gibt es denn da für Möglichkeiten?"

„Nun, Christina sagt, sie duscht gerne oder sie geht raus und läuft mit schnellen Schritten durch die Natur. Du kannst aber auch auf ein Kissen einschlagen, wild tanzen oder schreien. Tu einfach etwas, das dich erleichtert. Empfehlenswert ist auf jeden Fall aktive Bewegung!

So erlaubst du diesen Emotionen deinen Körper zu verlassen. Toll ist es, viel zu trinken, da es sich dabei um psychische Gifte handelt, die du so ausspülen kannst.
Oft rebelliert in dir auch dein inneres Kind, weil es gehört werden will. Bleibe dabei im Fluss, lasse alles ohne zu werten da sein und sehe es als ein Geschenk.
Manchmal kannst du es vielleicht nicht fassen, dass ein Thema schon wieder kommt, weil du geglaubt hast, dass du es längst austherapiert hast. Doch oft zeigt es sich in einem anderen Gewand noch einmal. In diesem Fall nun in Bezug zur Sexualität.
Ein Beispiel, woher solche Emotionen herrühren können, ist, dass der herkömmliche Sex gerne benutzt wird, um angestaute Energien zu entladen und damit vermeintlich Entspannung zu erlangen. Das kann beruflicher, aber auch partnerschaftlicher Stress sein. Es gibt wirklich Paare, die sich streiten und dann zur Versöhnung miteinander Sex haben. Wie der aussieht, kannst du dir ja vorstellen."
„Na bestimmt nicht friedfertig", antwortete Ivonne.
„Nein", stimmte Ramona zu. „Der ist zum Abreagieren, meistens extrem aggressiv, heiß und explosiv. Es ist keine Liebe mehr, sondern nur noch Sex. Die Energien stauen sich im Mann und in der Frau, die natürlich bei einer Ejakulation des Mannes den größten Anteil unbewusst in ihrem Körper aufnimmt."
Ivonne nickte heftig. „Das ist absolut wahr, was du sagst. Deshalb bin ich so froh, dass wir das jetzt ganz bewusst ändern."
„So ist es!", bejahte Ramona.
„Ein weiterer Fall, wie sich die Emotionen zeigen können, ist, dass du, obwohl du genau weißt, dass die Stille Liebe dich glücklich

macht, plötzlich keine Gefühle mehr hast. Du findest es langweilig und die ständige Nähe wird dir zu viel. Auch das ist ein Muster, das du wahrscheinlich kennst. Anstatt zu flüchten solltest du dabei bleiben. Penis und Vagina sind immer bereit. Was dazwischen funkt ist nur unser Kopf. Zweifle niemals an der Liebe, denn sie war und bleibt immer da."

„Das klingt sehr schön!", bestätigte Ivonne begeistert. Dann überlegte sie kurz und fragte: „Um aber noch einmal auf das Thema Loslassen zurückzukommen. Wie merkt man denn, wann diese Emotionen weg sind?"

„Dazu gehst du zurück zu deinem Liebsten", erklärte Ramona. „Wenn alles gelöst ist, spürst du, dass du ihm wieder liebevoll in die Augen schauen und mit offenem Herzen begegnen kannst. Wenn du noch mit ihm darüber reden möchtest, dann kommuniziere im Erwachsenen Ich mit ihm und rede ohne Schuldzuweisungen nur über deine aktuellen Gefühle.

Christina betonte mehrmals, dass diese Prozesse ausnahmslos positiv sind. Auch wenn man selbst meist das Gegenteil annimmt. Sie geben uns nämlich die Chance, Licht, Liebe und Heilung zu erhalten und zu einem zufriedenen Menschen zu werden."

Ivonne seufzte: „Das ist eine fantastische Vision!

Weißt du, ich kenne diese Auseinandersetzungen ja zur Genüge! Das waren teilweise gewaltige Wortgefechte, die Ralf und ich uns da lieferten!"

# Wortgefechte

Erst nur eine kurze Frage
die die Stille unterbricht
eine hilflos kleine Klage
ohne jegliches Gewicht

Oft ein Missverständnis leider
völlig harmlos in der Tat
Sturheit treibt es trotzdem weiter
fördert so die falsche Saat

Grenzen werden überschritten
rücksichtslos und provokant
wütend und total zerstritten
scheitern Herz und auch Verstand

Aggressive Diskussionen
Schuldzuweisung hin und her
festgezurrte Positionen
kompromisslos, starr und schwer

Kämpfe toben immer schlimmer
reißen tiefe Wunden auf
unter Tränen und Gewimmer
nimmt Verzweiflung ihren Lauf

Ja, die ganzen Streitigkeiten
fordern einen hohen Preis
doch der Wille beider Seiten
stoppt den alten Teufelskreis

Mut, Bewusstsein und Vertrauen
lassen neue Wege gehn
Selbsterkenntnis, Innenschauen
helfen Dinge zu verstehn

Glaubenssätze können weichen
Kindheitstraumen lösen sich
Klarheit lässt sich nur erreichen
durch den Blick aufs eigne Ich

Leichtigkeit folgt auf die Schnelle
Licht und Frieden sind zurück
in Verbindung mit der Quelle
fließt das wahre Lebensglück

„Genau!“, rief Ivonne. „Das haben wir wirklich schon stundenlang praktiziert und uns in Dinge hineingesteigert, die wider aller Vernunft waren. Gott sei Dank war unsere Liebe immer so stark, dass sie diese Kämpfe überstehen konnte. Ich erkenne jetzt erst, dass ich mich dabei meist wie in einer anderen Welt befand. Du hast ja erklärt, dass es oftmals Erlebnisse und Emotionen aus der Vergangenheit sind, in denen man sich in dieser Situation wieder verfängt und ohne das Wissen, das ich jetzt durch dich erhalten habe, alleine auch sehr schwer herauskommt. Ich war völlig davon überzeugt, dass ich recht hatte und Ralf das einfach nicht begreifen konnte. Es ist verrückt! Mit seiner Hilfe wurden in mir alte Themen aktiviert, die dort unbewusst schlummerten. Doch anstatt nun dafür dankbar zu sein und die Chance zu nutzen, sie ein für alle mal aufzulösen und zu heilen, habe ich mich darin geaalt. Ich lebte sie bis zur äußersten Grenze. Die Schuldzuweisungen gingen hin und her. Es flossen Tränen und teilweise schrien wir uns sogar an. Als Resultat blieben irgendwann zwei verletzte kleine Kinder übrig, die in Selbstmitleid zerflossen und nicht verstehen konnten, wie sie sich das gegenseitig, trotz dem, dass sie sich doch so liebten, antun konnten.

Ich bin echt froh, dass du mir das deutlich erklärt hast, denn das ist eine ganz große Bereicherung für mein Leben. Ich weiß nun, wenn ich wieder in solche Situationen komme, mache ich mir sofort klar, dass es einzig und alleine meine Emotionen sind. Ich muss also nicht gegen meinen Partner in den Krieg ziehen, sondern ihm kurz mitteilen, dass ich gerade mit mir zu tun habe. Dann setzte ich mich entsprechend damit auseinander und sorge dafür, dass es mir wieder gut geht. Ist das nicht einfach!“

Ivonne schaute Ramona zufrieden und wohlgelaunt an.
Diese nickte lächelnd und freute sich über Ivonnes fröhliche und unkomplizierte Art.
„Hätte ich nur auch diese Gabe“, dachte sie. „Dann würde alles noch leichter funktionieren!“
„Schau doch, der Schmetterling“, rief Ivonne mit strahlenden Augen, „der flattert munter von Blüte zu Blüte und wirkt dabei so fröhlich. Ich spüre richtig, wie mir bereits vom Zusehen das Herz aufgeht. Die Natur ist viel freier als wir Menschen. Findest du nicht auch?“
Ramona blickte dem Schmetterling ebenfalls eine Zeit lang zu und antwortete: „Siehst du, meine Liebe, schon hier beginnt Tantra. Es ist nicht, wie viele denken, nur eine weitere Art, Sexualität zu leben und so irgendeine Befriedigung zu erlangen, sondern es ist einfach Bewusstheit in allen Bereichen. Also auch so, wie wir jetzt bewusst mit allen Sinnen das Spiel des Schmetterlings zu genießen. Tantra ist tiefe Liebe und Bewusstsein in allen Dingen. Tantra muss nichts tun. Es ist einfach!“
Sie machte eine kleine Pause und fuhr dann fort: „Für mich ist Tantra der spirituelle Aspekt der Sexualität!“
„Das musst du mir genauer erklären“, sagte Ivonne.
„Komm, wir gehen ein paar Schritte!“, erwiderte Ramona und stand auf. Dann fuhr sie fort: „Die Tiere nutzen die Sexualität zur Fortpflanzung und somit zur Arterhaltung. Dies ist ein spontaner und schneller Akt.
Der Mensch unterscheidet sich dazu, dass er einen bewussten Verstand hat. Deshalb kann er diese Kraft, die reines Leben erschafft, auch zur spirituellen Entwicklung nutzen.

Wir Menschen sind die Vermittler zwischen Himmel und Erde."
Ivonne blickte sie fragend an. „Wieso das?"
„Weil wir aufrecht mit den Füssen auf der Erde und mit dem Kopf Richtung Himmel stehen."
Ramona zog ihre Schuhe aus, stellte sich barfuß ins Gras und lud Ivonne ein, dasselbe zu tun. Als Ivonne ebenfalls barfuß neben ihr stand, sagte sie: „Jetzt schließe die Augen und spüre in deinen Körper. Achte auf die Berührung deiner Füße mit der Erde und auf die Verbindung von deinem Kopf hoch hinauf in den Himmel. Kannst du diese unglaubliche Energie in dir wahrnehmen, die sich dabei aufbaut?"
„Ja, ich fühle sie in meinem Herzen ganz besonders", flüsterte Ivonne nach ein paar Minuten.
Ramona wartete noch etwas, bevor sie leise fortfuhr: „Genau das ist es. Wir verbinden beides mit dem Herzen und erschaffen so das Paradies in unserer Mitte. Durch diese Verbindung wird alles eins! Etliche Menschen meinen, es reicht, mit dem Kopf im Himmel zu stehen. Sie wollen nach oben offen sein. Aber sie vergessen die Erde. Ohne die Wurzeln geht es nicht!
Wenn sie meinen, sie könnten auf die Erdung in Form ihrer Sexualität verzichten, weil das ihrer Ansicht nach niedere Energie ist, werden sie irgendwann feststellen müssen, dass sie diese damit gegen sich richten. Das Thema holt sie mit Sicherheit wieder ein. Eins sein entsteht nur, wie ich es bereits erklärt habe, durch die Verschmelzung von Erde und Himmel, also von Frau und Mann!"
„Was hat das jetzt mit Frau und Mann zu tun?", fragte Ivonne. „Den Zusammenhang kapiere ich nicht!"
Ramona überlegte kurz.

„Dazu müssen wir uns das weibliche und das männliche Prinzip genauer betrachten.
Den Frauen, also, dem weiblichen Prinzip ordnet man die Farbe Rot und die Mutter Erde zu. Sie steht für Leben, das sie in sich aufnimmt, trägt, gebärt und nährt. Ihre Qualität ist Hingabe und reine Liebe.
Der Himmel mit der Farbe Blau steht dagegen für das Männliche. Er spendet das Leben und beschützt es mit seiner Kraft. Seine Qualitäten sind Präsenz und Klarheit.
Wenn wir jetzt das Rot der Mutter Erde mit dem Blau von Vater Himmel vermischen, erhalten wir was für eine Farbe?"
„Violett!", antwortete Ivonne.
„Genau!", bestätigte Ramona, „und die Farbe Violett steht für Spiritualität, Transformation und Heilung. Wenn wir uns also verschmelzen und somit bewusst die weibliche Liebe und Hingabe mit der männlichen Präsenz und Klarheit verbinden, erschaffen wir ein neues, spirituelles Bewusstsein und einen heilsamen Raum. Dieses Wissen war schon in vielen alten Kulturen bekannt. Es wurde dort immer als heiliger Akt der Kraftgewinnung genutzt. Auch wir können das Verschmelzen ebenfalls als etwas Heiliges ansehen. Michael und ich nennen es unsere Liebesmeditation, in der wir der Energie Zeit und Raum geben und ihr so ermöglichen, sich langsam aufzubauen und auszudehnen.
Diese Sexualität ist die Quelle unseres Lebens. Wenn wir mit Bewusstheit unsere Herzen öffnen, erhalten wir die Spiritualität als Geschenk dazu!
Die größte Sehnsucht nach dem Eins sein und nach Glückseligkeit erfüllt sich!"

„Ist das schön!", seufzte Ivonne verträumt. „Die Sexualität als Liebesmeditation. Braucht es dazu wirklich nur Bewusstheit?"
Ramona nickte. „Ja, wenn jeder seine Rolle kennt und annimmt!
Die ist sogar schon organisch sichtbar und bedingt! Die Frau verkörpert das offene Gefäß und konzentriert sich auf das Empfangen, während der Mann den gebenden Part übernimmt. Du als Frau solltest in deiner Vagina eine entspannte Atmosphäre erschaffen und deinen Mann liebevoll aufnehmen. Das erreichst du vor allem, indem du dich stets aufs Neue mit deinen positiven Polen, den Brüsten, verbindest. Von dort schickst du goldenes Licht in deine Vagina und stellst dir innerlich vor, dass du immer offener und empfindsamer wirst.
Da der Mann von seiner Qualität meist verstandsbetonter ist, sollte die Frau ihn unterstützen, ins Gefühl zu kommen. Das kann sie wunderbar, indem sie ihm mitteilt, wie erfüllt und glücklich sie sich in der Verschmelzung fühlt. Dadurch kann der Mann, der es gewohnt ist aktiv zu sein, ebenfalls entspannen und sensibler werden.
Aber denke daran, beide Qualitäten sind nötig. Frau und Mann! Sie sind gleichwertig und können nur zusammen die Ganzheit erschaffen."
„So wie Mutter Erde und Vater Himmel", ergänzte Ivonne. „Ja, ich finde, die dürfen wir auch noch viel bewusster und dankbarer ehren!"

# Mutter Erde

Mit Demut, Ehrfurcht und Respekt
als fast vergessne Werte
wend ich mich hier an dich direkt
geliebte Mutter Erde

Du gibst uns stets Geborgenheit
und hältst uns in den Armen
bist für uns Freundin jederzeit
und trägst uns mit Erbarmen

Gewährst uns Hilfe, Kraft und Halt
und kannst uns sanft behüten
verzauberst uns in Flur und Wald
mit Pflanzen und mit Blüten

Umschmeichelst uns im blauen Meer
zeigst auf dem Berg uns Frieden
und hast mit Kräutern, Frucht und Beer
Gesundheit pur zu bieten

So schenkst du uns bei Tag und Nacht
die Fülle ohne Schranken
drum möcht ich dir für all die Pracht
zum Schluss von Herzen danken

## Vater Himmel

Vater Himmel, aus der Ferne
send ich dir, denn es ist Zeit
heute hier von Herzen gerne
meine tiefste Dankbarkeit

Du umhüllst uns mit Vertrauen
gibst uns Schutz und Lebensraum
lässt uns sprachlos aufwärts schauen
und erweckst so manchen Traum

Präsentierst zu Mond und Sonne
Sternenbilder wunderbar
und entführst uns auch mit Wonne
in die Ewigkeit sogar

Stehst für das Geheimnisvolle
nicht zu greifen in der Form
und entsprichst, das ist das Tolle
wissenschaftlich keiner Norm

Giltst als Heimat unsrer Seelen
und des göttlich wahren Sein
deshalb klingt aus unsren Kehlen
Lob und Preis für dich allein

Als Ivonne wieder zurück war, berichtete sie Ralf, was sie mit Ramona gesprochen hatte.
Er hörte ihr interessiert zu und fragte anschließend: „Wie soll das mit den Streitereien ablaufen?“
Ivonne grinste. „Nun, es geht eigentlich darum, dass wir es gar nicht erst zum Streit kommen lassen!“
„Von mir aus auch so!“, erwiderte Ralf. „Also was sollen wir tun, um dem Ärger aus dem Weg zu gehen?“
„Na einfach dem Ärger aus dem Weg gehen!“, antwortete Ivonne lachend.
„Ivonne!“, rief Ralf, „jetzt werde ich aber gleich wütend!“
„Na prima!“, erwiderte Ivonne scherzend, „dann kannst du es ja schon mal ausprobieren!“
„Du machst mich echt verrückt!“ Ralf schüttelte den Kopf.
„Ach, mein Bärchen, wie schön wenn du noch verrückt nach mir bist!“, sagte Ivonne amüsiert und fuhr dann aber gleich beschwichtigend fort: „Ok, ich erzähl es dir sofort.“
Sie machte eine Pause und erklärte anschließend weiter: „Wenn du in irgendwelche Emotionen kommst, ist es wichtig, dass du dir gleich klar machst, es sind deine und nicht die deines Partners. Dasselbe gilt natürlich auch für mich. Wir haben es doch schon oft erlebt, dass einer von uns etwas sagte und der andere bekam es, wie es so schön heißt, in den falschen Hals. Das Resultat war dann meistens, dass wir uns gestritten haben!“
„Das passiert halt manchmal in einer Beziehung“, warf Ralf ein.
„Aber es muss nicht sein! Das hab ich heute kapiert.
Schau, ein Beispiel: Wir liegen zusammen im Bett. Plötzlich überkommt mich ein Gefühl von Traurigkeit. Du fragst mich, was

mit mir ist und ich antworte dir, dass ich halt gerade traurig bin. Vielleicht fließt zu diesem Zeitpunkt die Energie nicht so intensiv, wie die Tage zuvor. Deshalb meinst du nun, ich sei mit dem was ist nicht zufrieden und gebe dir deshalb die Schuld dafür. Du fühlst dich also sofort angegriffen und gehst in die Verteidigung. Daraufhin meine ich ebenfalls, dass du mich angreifst und will mich natürlich rechtfertigen. So schaukelt sich das Ganze auf, weil wir mit unseren Gefühlen dabei in Erlebnisse aus der Vergangenheit rutschen. Ich rede beispielsweise mit meinem Vater und du bist in einem Konflikt mit deiner Mutter, den du noch nicht aufgelöst hast."

„Aber wie merkt man denn, dass man gerade in solch einem Konflikt ist?"

„In dem Moment kann man keine Nähe mehr aushalten und sich nicht mehr in die Augen schauen. Ein weiteres Merkmal ist, dass man total überreagiert."

Ralf nickte. „Gut, so weit habe ich das verstanden. Doch was ist jetzt die Lösung?"

„Wenn uns das klar wird, was da abläuft", erklärte Ivonne weiter, „ist es wichtig, dass wir bei uns bleiben. Das heißt, anstatt den anderen anzugreifen, ihm Vorwürfe zu machen und ihn sogar zu beschuldigen, sollten wir zuerst mal auseinander gehen und diese Emotionen für uns alleine abbauen."

„Und wie mach ich das?", fragte Ralf. „Soll ich vielleicht Holz hacken gehen?" Er lachte.

„Du brauchst nicht zu lachen!", erwiderte Ivonne, „das ist tatsächlich eine Möglichkeit, denn es ist am Besten, sich körperlich zu betätigen.

Toll wäre natürlich, wenn man auch noch das Thema, das dahinter steckt erkennt und es damit auflöst.
Wenn also wie in meinem Beispiel beide in Emotionen kommen, müssen auch beide für sich alleine etwas tun. Es kann aber auch sein, dass nur einer betroffen ist. In diesem Fall sollte sich der Partner einfach neutral verhalten und weiterhin seine Liebe fließen lassen. Das Schöne dabei ist, dass man das nächste Mal auf dieses Thema nicht mehr so emotional reagiert. Man wird freier und ausgeglichener. Das bringt wirklich Frieden in die Beziehung."
Ivonne umarmte Ralf und küsste ihn zärtlich.
„Ich bin richtig froh, dass wir das alles erfahren dürfen! Das ist so gut für uns und unsere Beziehung!"
„Ja, du hast recht!", bestätigte Ralf. „Ich habe heute wieder ein wenig im Internet recherchiert.
Die ganze Welt ist ausgehungert nach Sex. Es ist echt schlimm, was wir uns alles auf Grund der falschen Informationen über die Sexualität antun. Das hat bei fast jedem persönlich in irgendeiner Form unangenehme oder gar traumatische Spuren hinterlassen. Anstatt die Liebe zur Versöhnung und Heilung zu nutzen, verletzen wir uns ständig weiter, weil wir immer stärkere Reize brauchen. Wir sind halt nun mal alleine schon durch unsere Existenz sexuelle Wesen, das lässt sich nicht leugnen. Doch wir können wählen, wie wir den Sex leben wollen. Das habe ich jetzt begriffen und dafür möchte ich mich auch einmal recht herzlich bei dir bedanken, mein Schatz!"
Ivonne blickte ihn mit strahlenden Augen an und sagte: „Ich danke dir, dass du so offen bist und das alles mitmachst!"
„Ich wäre ja dumm, wenn ich das nicht täte!", erwiderte Ralf.

„Schau doch, zu was das Andere führt: Die Menschen erfinden die verrücktesten Sexpraktiken, nur um sich überhaupt noch zu spüren! Dazu kommt die ganze Sparte der Pornografie, Prostitution bis hin zu Verbrechen, wie sexuelle Übergriffe auf Kinder. So prägt die Sexualität unsere Gesellschaft. Fast in jedem Werbespot werden sexuelle Reize benutzt. In Zeitungen findet man die obligatorischen Nacktfotos. Sogar die Mode zielt auf Freizügigkeit und sexuelle Reize ab.

Ein weiteres entsetzliches Thema ist das weltweite schwere Leid der Unterdrückung, das unzählige Frauen seit Jahrhunderten erleiden müssen."

Ivonne nickte. „Das ist so wahr, was du sagst! Gerade heute habe ich mit Ramona darüber gesprochen, dass viele im Grunde Sex zum abreagieren benutzen. Sie brauchen schnell einen Höhepunkt mit vermeintlicher Entspannung und fertig. Irgendwann wundern wir uns, dass das Ganze keinen Reiz mehr hat, langweilig wird und wir dabei immer weniger spüren. Oder unser Körper reagiert mit Schmerzen und Krankheiten und macht uns auf diese Weise deutlich, dass es Grenzen gibt.

Das neue Verständnis und Bewusstsein in Bezug auf Sexualität ist für unsere Welt total wichtig, weil es Erfüllung, Glückseligkeit und Frieden bringt. Weißt du, es ist doch alles so einfach, wenn wir nur bereit sind, die alten Verhaltensweisen zu ersetzen. Man kann die Sexualität als eine Reise genießen, bei der der Weg unglaublich spannend und abwechslungsreich ist und uns mit Spaß und Freude jeden Tag etwas näher zu uns selbst bringt. Dabei gibt es kein Ziel zu erreichen. Stattdessen dürfen wir verbunden mit Langsamkeit und Sensibilität einfach bewusst beobachten."

„Das hast du echt schön ausgedrückt!“, lobte sie Ralf. „Gerade das Thema Langsamkeit, verbunden mit Entspannung ist eine große Bereicherung und ein Geschenk, das wir durch dieses Verschmelzen erhalten. Die täglichen Leistungsanforderungen kennen nur noch Stress, Hektik und Schnelllebigkeit bis hin zu neuen Volkskrankheiten, wie Burnout. Das Schlimme ist, dass das nicht nur den beruflichen Bereich betrifft, sondern inzwischen sogar den privaten, wie unter anderem die Sexualität! Deshalb sollten wir wenigstens hier, in unserer Freizeit, unserer Familie und unserem Sexualleben mehr Ruhe und Ausgeglichenheit einfließen lassen. Der Sex ist nicht dazu da, um sich zu verausgaben, sondern um aufzutanken. Das habe ich in der Zwischenzeit persönlich erkannt und gleichzeitig bemerkt, dass mir das unendlich gut tut.
Dazu habe ich sogar eine Überraschung für dich!“
„Ehrlich!“, rief Ivonne. „Was denn?“
Ralf lächelte und antwortete: „Als wir bei Ramona waren, hat sie doch ein Gedicht vorgelesen, das ihr Michael geschrieben hat.“
„Ja und?“, fragte Ivonne aufgeregt.
„Nun, es hieß: Immer wenn ich an dich denke. Mit diesem Thema habe ich mich jetzt auch einmal als Dichter versucht und dir etwas geschrieben. Es heißt ja“, sagte er grinsend, „die neue Art der Sexualität fördert auch die Kreativität!“
„Ach wie schön, mein Liebling! Vielen Dank!“
Ivonne nahm das Blatt mit zitternden Händen und begann zu lesen.

## Mein Leben mit dir

Immer wenn ich an die Liebe denke
träum ich wirklich tief erfüllt von dir
Wenn mein Blick ich auf was Schönes lenke
seh ich dein Gesicht direkt vor mir

Immer wenn ich deine Nähe spüre
schlägt mein Herz bestimmt noch mal so schnell
Wenn ich dich dann zart und sanft berühre
strahlen meine Augen klar und hell

Immer wenn ich morgens neu erwache
freu ich mich, denn du bist da mein Stern
Wenn ich was erlebe oder mache
tu ich das mit dir besonders gern

Immer wenn ich einmal mich verliere
finde ich bei dir Geborgenheit
Wenn ich etwas einfach nicht kapiere
hast du endlos lange für mich Zeit

Immer wenn ich hier mein Sein betrachte
so erscheinst du gleich als Hauptgewinn
Wenn ich dabei auf Gefühle achte
kommen Freude, Glück und Lebenssinn

Am nächsten Tag rief Ivonne bei Christina an, um mit ihr ein paar organisatorische Dinge zum Seminar zu besprechen. Als sie diesbezüglich alles geklärt hatten, fragte Christina: „Und, was macht das Verschmelzen?"

„Es wird immer besser!", antwortete Ivonne. „Aber einiges ist schon noch kompliziert und fühlt sich sehr ungewohnt an."

„Das ist doch normal", erwiderte Christina. „Am Anfang glaubst du, dass es schwer ist, diese Art Sex zu leben. Du fühlst dich unsicher wie ein Kind, das gerade laufen lernt. Aber jeder Schritt, der gelingt, ist ein Grund zur Freude. Auch wenn das Kind immer wieder mal hinfällt, wirst du nicht verzweifeln und ihm den Hintern versohlen, oder?"

„Nein!", rief Ivonne amüsiert, „natürlich nicht!"

„Siehst du!", erwiderte Christina, „in diesem Fall wirst du das Kleine nämlich loben und ihm Mut zusprechen. Genauso solltest du es bei der Stillen Liebe machen! Obwohl es unserer eigentlichen, wahren Natur entspricht, uns auf diese Weise über die Sexualität zu transformieren, werden wir Zeit brauchen, in dieses Neue hineinzuwachsen. Dabei holen uns sicherlich auch ab und zu die alten Gewohnheiten ein. Na und! Wir sind hier auf dieser Welt um zu lieben, uns auszuprobieren und Erfahrungen zu sammeln und nicht um perfekt zu sein. Vergiss das nicht! Wenn alles perfekt ist, gibt es keine Entwicklung mehr! Doch gerade diese Entwicklungsfreudigkeit oder besser gesagt der Forschergeist, verbunden mit Humor, vielen Wiederholungen, sowie vor allem Geduld, sind das Interessante und bringen dich voran!"

„Ja, das habe ich auch schon festgestellt", bestätigte Ivonne. „Obwohl ich mit Geduld meine Probleme habe. Am liebsten wäre mir, wenn alles sofort funktionieren würde.“

„Glaube mir“, erklärte Christina, „dann käme bald Langeweile auf! Es ist doch wunderschön, immer wieder etwas zu entdecken. Das genieße ich selbst nach all den Jahren, in denen wir uns nun verschmelzen, stets aufs Neue! Lass dich einfach treiben, schau was passiert und nimm dann wahr, wie du dich fühlst. So kannst du gleichzeitig selbstständig prüfen, ob diese Art von Sexualität die Richtige für dich ist. Eine weise Frau hat das einmal folgendermaßen formuliert: Lass das Hinterher dein Lehrer sein!“

Ivonne fragte: „Was meinte sie denn damit?“

„Nun, das heißt ganz einfach, dass jeder von euch nachspürt, wie es ihm geht, nachdem ihr euch wieder achtsam getrennt habt. Fühlst du dich aufgeladen und lebendig oder erschöpft und leer? Empfindest du deine Partnerschaft liebevoller und tiefer? Gibt es mehr Verbundenheit oder immer wieder Streitigkeiten und Misstöne? Wie reagieren deine Familie und deine Freunde auf deine Veränderung? Vor allem Kinder, sofern du welche hast, merken sehr schnell, wie du drauf bist! Des weiteren kannst du selbst beobachten, ob du für die Anforderungen des täglichen Lebens mehr oder weniger Kraft und Energie hast. Auf diese Weise wirst du schnell erkennen, ob die neue Art der Sexualität förderlich für dich ist und hast somit also immer wieder die Wahl. Gerade am Anfang, wenn du dabei vielleicht noch nicht so viel wahrnimmst, ist das sehr hilfreich.“

„Das ist ja gerade das Problem!“, erwiderte Ivonne. „Am liebsten würde ich schon beim ersten mal auf der ekstatischen Welle davonreiten!“ Sie kicherte.

„Ja, die liebe Ekstase!“, bestätigte Christina. „Jeder träumt von

der fantastischen Explosion, die ihm zeigt, dass er jetzt den Bereich der Ekstase erreicht hat. Ich sage dir aus eigener Erfahrung: Darauf kannst du lange warten!"
„Aber wie zeigt sie sich denn dann?"
„Nun, während wir auf den großen Knall warten, haben wir sie meistens längst erreicht. Es sind diese stillen Momente vollkommener Entzückung, die wir beim Verschmelzen häufig erleben können. Du kannst sie willentlich nicht beeinflussen. Sie kommen zu dir als ein Geschenk. Aber du kannst sie einladen und dich für sie öffnen. Die Ekstase ist ein Segen, der nicht im Außen, sondern tief in deinem Innern entsteht. Um einfach länger wahrnehmbar zu sein, braucht sie anstatt einer heißen eher eine kühlere Atmosphäre. Die heiße leben wir ja in der herkömmlichen Sexualität und dir kühlere beim Verschmelzen. Diese Kühle hat aber nichts mit Kälte zu tun! In der kühlen oder anders gesagt liebevoll entspannten Umgebung kann sich die Ekstase in deinem Körper bis in alle Zellen ausdehnen. Dein Herz öffnet sich und du hast das Gefühl, vor Glück überzufließen. Dabei kullern oft Tränen der Dankbarkeit. Aber merke dir: Dieses Gefühl kannst du niemals festhalten, sondern nur ‚sein' lassen! Es erscheint auch nie gleichbleibend. Ganz im Gegenteil: Es sind ständig neue Wellen, die dich durchströmen. In diesen Momenten spürst du, dass es etwas viel Größeres gibt, als den Orgasmus."
Völlig berührt sagte Ivonne: „Vielen Dank, liebe Christina, dass ich schon so viel Gutes von dir lernen durfte!"
„Gerne!", erwiderte Christina. „Aber vielleicht magst du dich auch mal bei dir selbst für deinen Mut, diesen Weg zu gehen, bedanken und dir ganz viel Liebe und Anerkennung schenken."

## Ekstase

Ob ich sie wohl heut erlebe
frag ich mich total gespannt
sie, nach der ich lang schon strebe
pausenlos und wie gebannt

Sehnsuchtsvoll, fast schon besessen
kontrollier ich deshalb stur
krampfhaft gierig unterdessen
in mir jede Regung nur

Da ein Zucken, ein Erschrecken
fängt es jetzt womöglich an
nein, die Chance sie zu wecken
hab ich wieder mal vertan

Also such ich tapfer weiter
und bewerte Trieb und Lust
ernte dabei aber leider
auch nur ständig neuen Frust

Ja, ich kann mich hier verrennen
von Erwartung dirigiert
oder irgendwann erkennen
dass mich das dann nur blockiert

Ivonne erwachte, weil ihr die Sonne wohlig warm ins Gesicht schien. Es war Sonntagmorgen. Seit dem letzten Gespräch mit Christina waren einige Wochen vergangen.
Zufrieden lächelnd erinnerte sie sich an die vielen intensiven Liebesabende, die sie mit Ralf mittlerweile erlebt hatte. Christina hatte recht. Jedesmal war es einzigartig. Immer wieder eine neue Entdeckungsreise. Sie drehte sich auf die Seite. Ralf schlief noch tief und fest. Verliebt schaute sie ihm ins Gesicht. Er hatte sich so verändert und sah inzwischen viel jünger, zufriedener und irgendwie entspannter aus. Sie schob die Bettdecke vorsichtig zur Seite und betrachtete genießerisch seinen nackten Körper. Sofort spürte sie dabei dieses wohlige Gefühl in ihrem Unterleib, das ihr in letzter Zeit schon so viel Freude bereitet hatte.
„So ein schöner Mann!", flüsterte sie liebevoll. „Was für ein Glück, dass ich all das mit ihm teilen kann."
Sanft und trotzdem lustvoll legte sie ihre Hand auf seinen Penis und bemerkte, wie sich das Kribbeln in ihr dadurch gleich noch verstärkte.
„Unglaublich!", sagte sie in Gedanken zu sich selbst, „was alles in einem erwacht, wenn man wieder sensibler wird."
Dann schloss sie ihre Augen und gab sich all den wundervollen Gefühlen und verlockenden Empfindungen hin.
Nach einer Weile fühlte sie plötzlich, wie eine Hand ganz sanft ihre Brüste streichelte. Sie seufzte genüsslich.
Ralfs Stimme erklang ganz nah an ihrem Ohr. „Guten Morgen, mein Liebling!" Dann berührten seine Lippen ihren Mund. Er küsste sie hingebungsvoll und zärtlich. Dabei wurde ihr immer wärmer. Bald schon hatte es den Anschein, als ob sich ihre Vagina

über und über mit goldenem Licht füllte, das sich wiederrum wenig später in ihren gesamten Körper ergoss. So hatte sie das noch nie erlebt. Gleichzeitig spürte sie ein unbändiges Verlangen danach, Ralfs Penis in sich zu empfangen. Auch das kannte sie in dieser intensiven Form noch nicht.

„Ich bin schon vollkommen offen und bereit", flüsterte sie. „Wollen wir uns verschmelzen?"

Als Antwort drehte sich Ralf auf die Seite und begann seinen Penis unendlich langsam in ihre Vagina einzuführen.

Ivonne stöhnte lustvoll. „Das fühlt sich unbeschreiblich gut an. Spürst du das auch?"

Ralf nickte. „Ja", antwortete er, „es ist wirklich absolut schön!"

„Ich finde es ganz wunderbar von dir, dass du dabei so achtsam und respektvoll bist", schwärmte Ivonne. „Dadurch kann ich mich total öffnen und du erkundest Bereiche in mir, die ich vorher noch niemals bewusst wahrgenommen habe."

Sie lächelte. „Jetzt gerade fühlt es sich an, als ob dein Penis mich an einer Stelle kitzeln würde. Ist das lustig! Wie wirkt sich das denn bei dir aus?"

Ralf überlegte kurz. „Das lässt sich nicht so leicht in Worte fassen!"

„Sag doch einfach, was im Moment ist!", riet ihm Ivonne.

„Ich spüre meinen Penis sehr deutlich und in seiner ganzen Länge. Früher hat sich das auf die Spitze beschränkt!"

„Das ist doch fantastisch!", rief Ivonne begeistert. „Also bist du doch auch schon viel sensibler!"

„Ja, es sieht wohl so aus", bestätigte Ralf. „Jetzt habe ich das Gefühl, dass er irgendwo tief in dir anstößt!"

Er blickte sie beeindruckt an. „Oh man, das ist wirklich total verrückt!
Mit jeder kleinsten Berührung jagen Wellen der Lust bis in meinen Kopf und gleichzeitig bis in meine Füße."
„So geht es mir auch!", sagte Ivonne mit glänzenden Augen. „Es ist unglaublich! Alles pulsiert, fließt und ist voller Lebendigkeit! Komm, lass uns einfach weiter beobachten, was da sonst noch geschieht."
Nach einer Weile bat sie Ralf: „Bitte ziehe deinen Penis ein ganz kleines Stückchen zurück."
Nachdem Ralf ihrem Wunsch gefolgt war, fuhr sie fort: „Gerade hast du eine Stelle in mir berührt, die sehr empfindsam war. Dadurch, dass du jetzt ein wenig zurück bist, ist dort ein sehr lustvoller Raum entstanden. Hast du das auch gespürt?"
„Ja, das habe ich bemerkt", bestätigte Ralf, „und mein Penis ist dabei sofort noch größer geworden."
„Jetzt verstehe ich die Bedeutung von Tantra noch besser", erklärte Ivonne. „Das ist einmal der Austausch zwischen weiblicher und männlicher Energie, die Bewusstheit, wie man etwas tut und die Ausdehnung, die, wie wir gerade selbst erleben durften, der Energie den Raum gibt."
Sie machte eine kurze Pause und fuhr dann fort: „Ich weiß genau, dass es eigentlich unmöglich ist, aber trotzdem fühlt es sich so an, als ob dein Penis gerade mein Herz massiert. Genau, wie es Ramona einmal geschildert hat!"
Sie lachte und wiederholte dann: „Das ist echt unglaublich!"
„Da hast du recht", antwortete Ralf. „Ich kann inzwischen auch genau wahrnehmen, wie sich deine Vagina mehr und mehr öffnet."

Er lachte. „Ja, es scheint, als ob sie Tür um Tür aufmacht und meinen Penis immer weiter hinein lockt.“
Ralf blickte Ivonne an und bekräftigte noch einmal: „Es fühlt sich echt so an! Auch wenn es vielleicht unfassbar klingt.“
„Mach dir darüber doch keine Gedanken“, sagte Ivonne. „Ich finde es einfach wunderschön, dass wir das alles erfahren dürfen. Das ist der Fluss des Lebens.“
Sie lenkte ihre Aufmerksamkeit auf ihren Atem. Auch Ralf begann im gleichen Rhythmus ein- und auszuatmen. Nach einigen Minuten bemerkten beide, wie sie das noch intensiver miteinander verband und ihnen gleichfalls ekstatische Gefühle bescherte.
„Mein ganzer Körper ist in Aufruhr!“, flüsterte Ivonne ergriffen, während ihr ein paar Tränen über die Wangen liefen.
„Warum weinst du denn dann?“ fragte Ralf besorgt.
Sie lächelte. „Das sind doch nur Glückstränen, die direkt aus meinem Herzen fließen, weil ich so erfüllt bin von diesem unsagbar schönen Moment. Gleichzeitig bin ich sehr froh darüber, dass wir all die Zeit mit Geduld und Ausdauer gemeinsam dabei geblieben sind und nun auf diese Weise belohnt werden.
Außerdem empfinde ich dafür direkt in mir eine grenzenlose Dankbarkeit.“
Ralf strich ihr ebenfalls sichtlich bewegt mit seiner Hand über ihre Wangen und erwiderte: „Mir geht es genauso. Auch ich spüre Dankbarkeit, Glück, Erfüllung und wirklichen Frieden.“

# Die Verschmelzung

Sie liegen still und eng umschlungen
total befreit von Raum und Zeit
und treiben völlig ungezwungen
im steten Fluss der Ewigkeit

Er hält dabei mit seinen Händen
ganz sanft und zärtlich ihre Brust
und weckt damit in ihren Lenden
bald eine warme Lebenslust

Auch ihre Hände ruhen achtsam
und doch mit großer Leidenschaft
in seinem Schoß und fühlen gleichsam
dort seine pure Manneskraft

Ein tiefer Wunsch, ja ein Verlangen
zeigt ihr alsbald, sie ist soweit
den Partner nun auch zu empfangen
vollkommen offen und bereit

Ich möcht dich gerne in mir spüren
so flüstert sie mit zartem Ton
geöffnet sind jetzt alle Türen
ich lad dich ein und freu mich schon

Er küsst sie liebevoll und leise
verbindet sich sodann direkt
mit ihr auf ganz bewusste Weise
unendlich langsam mit Respekt

Jetzt heißt es intensiv genießen
beobachten, was wohl geschieht
und bald schon fühlen sie ein Fließen
das stärker wird und aufwärts zieht

Ganz aufmerksam, mit allen Sinnen
und frohgelaunt verfolgen sie
es immer weiter und gewinnen
so echte Liebesenergie

In diesem Glücksgefühl verweilend
erfahren sie davon beschwingt
wie es erfüllend wirkt und heilend
und Frieden in die Herzen bringt

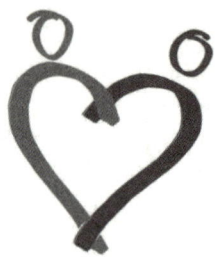

Möchten Sie die Stille Liebe, wie in diesem Buch beschrieben, in Ihr Leben integrieren? Dann empfehlen wir Ihnen unser beliebtes

**>>>Wochenend-Heilseminar für Paare und Singles<<<**

An diesem Wochenende erfahren Sie mittels Theorie und Wahrnehmungsübungen konkret alles Nötige um Ihren eigenen Körper in Bezug auf Sexualität neu auszurichten, die sexuelle Energie ins Fließen zu bringen und diese mit oder ohne Partner zu leben.

---

Möchten Sie mit Ihrem Partner die Basis für eine anhaltende Liebesbeziehung erschaffen? Dann bieten wir Ihnen dafür unser

**>>>Intensivseminar für Paare<<<**

Bei diesem Seminar haben Sie die Möglichkeit mit Ihrem Partner fern ab vom Alltag über mehrere Tage intensiv in die Stille Liebe einzutauchen und so eine tiefe Verbundenheit aufzubauen. Im geschützten Rahmen haben Sie Gelegenheit, alle Fragen, die beim praktischen Tun entstehen, zu klären und Heilung zu finden. Befreien Sie sich von alten Glaubensmustern, Ängsten sowie Schuld- und Schamgefühlen und genießen Sie grenzenlose Freude und Glückseligkeit.

---

Möchten sie sich als Frau selbst mit all Ihren Facetten näher kennenlernen? Dann lädt Karin Sie ein zum Kreis der Frauen beim

**>>>Frauenheilseminar<<<**

Bei diesem Seminar dürfen Sie Ihre Sinnlichkeit und Weiblichkeit in vollen Zügen genießen und Ihre kindliche Spontanität und kreative Lebendigkeit wiederentdecken. Weiterhin kreieren wir im Kreis der Frauen mit Hilfe von Ritualen kraftvolle Heilungsräume und verbinden uns wieder bewusst mit unserer sexuellen Energie, unserer Quelle und unserem Herzen.

## Weitere Veröffentlichungen von Rainer Clapier

### Eine heilsame Begegnung der Herzen

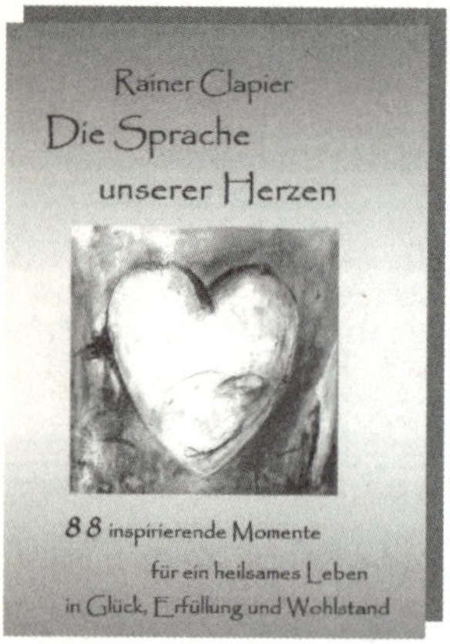


**Die Sprache unserer Herzen**

88 inspirierende Momente
für ein heilsames Leben
in Glück, Erfüllung und Wohlstand

ISBN 978-3-00-021006-8

### Eine belebende Reise ins Glück

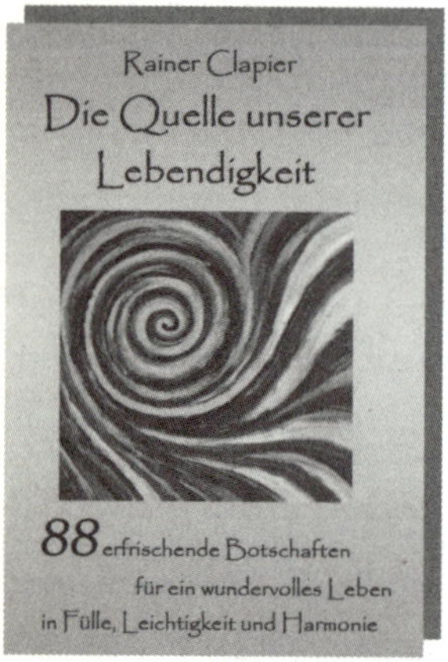


**Die Quelle unserer Lebendigkeit**

88 erfrischende Botschaften
für ein wundervolles Leben
in Fülle, Leichtigkeit und Harmonie

ISBN 978-3-00-027129-8

Um wie viel reicher wird unsere Welt, wenn wir alle die Sprache unserer Herzen sprechen! Wenn wir uns alle auf unsere Stärken und unsere Liebe konzentrieren! Wenn wir alle das Positive an uns und unserer Umwelt sehen!
Diese Gedanken inspirierten Rainer Clapier, die Bücher „Die Sprache unserer Herzen“ und „Die Quelle unserer Lebendigkeit“ zu schreiben.
In jeweils 88 humorvollen und auch nachdenklichen Geschichten in Reimen motiviert er den Leser mit Themen aus dem Alltag, auf die lichtvollen Aspekte des Lebens zu blicken.
Die positive Grundeinstellung der Bücher bringt Hoffnung, Zuversicht und Lebensfreude. Rainer Clapier vermittelt dem Leser, dass jeder Mensch vollkommen und einzigartig ist. Er ruft dazu auf, jede Stunde zu genießen, sich auf das Schöne, Großartige und Außergewöhnliche des eigenen Lebens zu konzentrieren, an sich zu glauben, seinen Selbstwert zu erkennen und glücklich voran zu gehen. Das baut den Menschen auf, stärkt ihn und hilft ihm jeden Tag Glück, Erfüllung und Lebensfreude zu spüren.
Auf Grund der gut verständlichen Sprache eignen sich die Bücher für Menschen jeden Alters und sind deshalb auch wundervolle Geschenke.

Lichtvolle Botschaften für die Seele

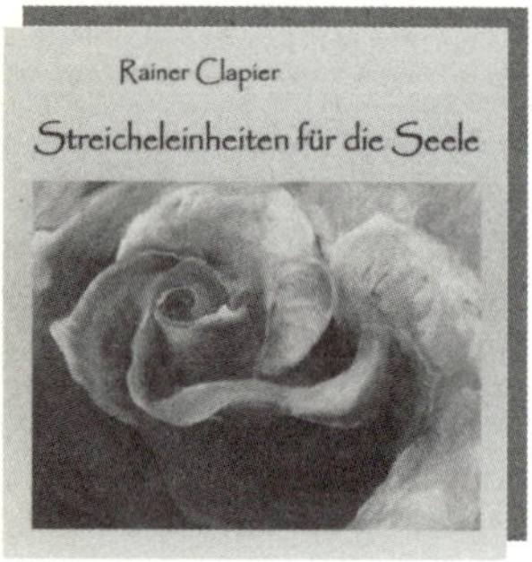


Streicheleinheiten für die Seele
(Audio CD)

25 gefühlvolle Geschichten
in Reimen direkt vom
Autor gelesen

ISBN 978-3-00-030723-2

Immer wieder, wenn Rainer Clapier bei Lesungen aus seinen Büchern mit seiner warmen, ruhigen Stimme auf heilsame Weise die Herzen der Menschen berührte, wurde der Wunsch laut, diese kostbaren Augenblicke auf CD festzuhalten.
Erleben Sie jetzt 25 gefühlvolle Geschichten in Reimen direkt vom Autor gelesen. Lassen Sie sich von der positiven aufbauenden Stimmung inspirieren und genießen Sie die Momente der Entspannung, des Glücks und der Lebensfreude.

Bestellmöglichkeiten für Bücher und CD

sowie weitere Infos und Lese- und Hörproben
finden sie unter

www.DieSpracheUnsererHerzen.de

## Das Geheimnis für ein glückliches Leben

Interessiert es Sie, wie sich Christina, Peter, Ramona und Michael, kennen und lieben gelernt haben? Erfahren Sie es in diesem spannenden und aufschlussreichen Roman:

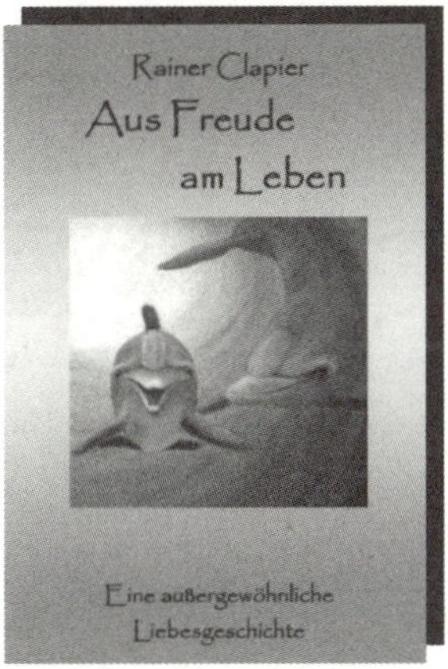


Aus Freude
am Leben

Eine außergewöhnliche
Liebesgeschichte

ISBN: 978-3-00-032946-3

Am herrlichen Strand einer traumhaften Insel lüftet eine Gruppe aufgeschlossener Menschen auf spannende und abenteuerliche Weise das Geheimnis für ein glückliches, erfülltes Sein.
Herzen werden geöffnet. Seelen finden und verbinden sich. Körper tauchen ein und verschmelzen in Liebe.
So wächst ein völlig neues, kostbares Lebensgefühl, resultierend in vollkommenen Frieden.
Diese Erkenntnisse sind sehr einfach nachvollziehbar und somit auch leicht in den Alltag zu integrieren.

Wir haben in den letzten 20 Jahren viele Ausbildungen in den Bereichen Selbstfindung, Tantra, Psychologie und ganzheitlicher Heilmethoden abgeschlossen.
Mit diesem Wissen bieten wir in folgenden Bereichen Seminare und Einzelsitzungen an:

- Ganzheitliche Farb- und Stilberatung (Typberatung)
- Biokosmetikbehandlung
- Körperarbeit und verschiedene Massagen
- Energiebehandlung
- Feng-Shui Beratung
- Familienaufstellung
- Wild- und Heilkräuterseminare
- Biologisches Dekodieren (Entschlüssle die Krankheiten und Botschaften deines Körpers und deiner Seele)
- Persönlichkeitsentwicklung (Werde dir deiner Stärken und Fähigkeiten bewusst und setze sie gewinnbringend für dich ein)
- Lebensaufgabe und Visionsfindung (Umsetzung dieser wichtigen Aspekte in deinem Leben)
- Verschmelzen in Liebe (Heilseminare für Paare und Singles, sowie Frauenheilseminare)
- Buchlesung